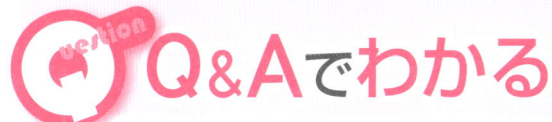

Q&Aでわかる
食事・運動指導のエビデンス50

鈴木志保子／宮地元彦 編著

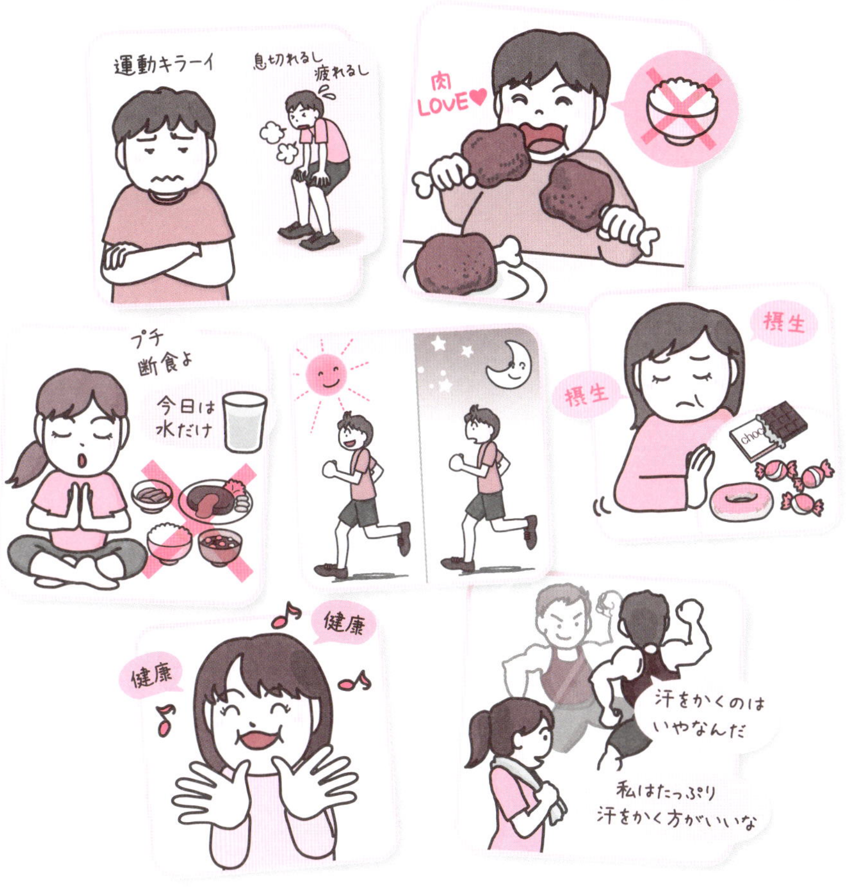

中央法規

はじめに

好ましい食生活を送ることや身体活動を増やして習慣的な運動に取り組むことは、生活習慣病予防や介護予防の観点から極めて重要です。わが国の健康づくりに関する施策を所管する厚生労働省では、食事摂取基準や食事バランスガイド、身体活動基準やアクティブガイドといった食事や身体活動のガイドラインを公表し、エビデンスに基づいた正しい食生活と身体活動・運動に取り組むことを推奨しています。

昨今のわが国では、健康づくりに関する関心の高まりとともに、非常に多くの健康に関する情報が氾濫しています。一般の生活者は、手軽に取り組むことができ、容易に継続できるモノやコトを求める傾向があります。一方でそのような生活者の心理につけ込むような情報を流して、製品やサービスを販売するというような行為も徐々に散見されるようになってきました。しかし、健康的で若々しい心や体を手に入れるためには、日々のコツコツとした積み重ねが必要であり、学問的にも正しい取り組みを行なっていく必要があります。だからこそ、医師、保健師、栄養士、健康運動指導士などの専門家が、一般生活者に対し食事・栄養や身体活動・運動の指導を行う際には、わかりやすい言葉を使って丁寧にエビデンスに基づいた指導を行うことが求められるのです。

本書「Q&Aでわかる食事・運動指導のエビデンス50」は、一般の生活者が健康づくりのための食生活や身体活動・運動に取り組むときに感じる素朴な50の疑問を取り上げ、その疑問に専門家が答えるという形式で構成されています。指導現場で実際に一般生活者の方々から出される質問が広くカバーされています。6名の執筆者には、学術的な観点にとどまらず、実際の現場における指導者の立場に立って執筆していただきました。

本書が保健指導に取り組む専門家をはじめ関係者のみなさまの、より良い健康づくりの取り組みの一助となることを祈念しております。

2013年6月

編著者　宮地　元彦

CONTENTS ■ Q&Aでわかる食事・運動指導のエビデンス50

Column

◇本書の主な登場人物◇

■３者３様の得意技を持つ食事・栄養指導のエキスパート！

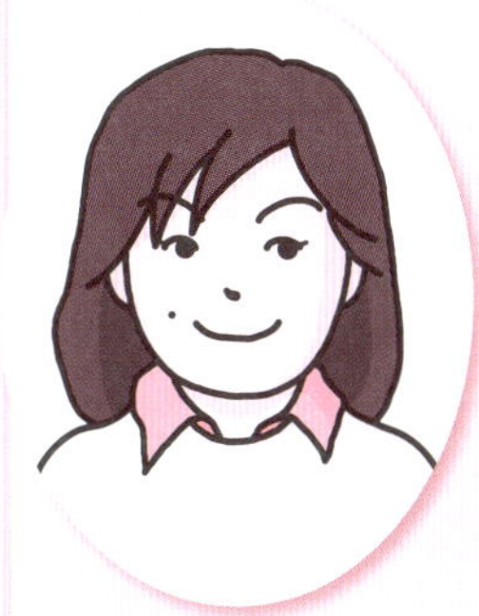

しほこ先生

スパルタだけど、愛を感じさせる指導が得意技。

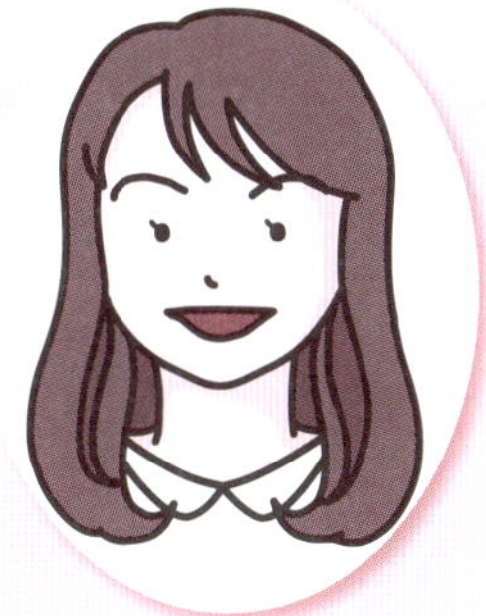

いくこ先生

面談時間が短くても、的確なソフト指導が得意技。

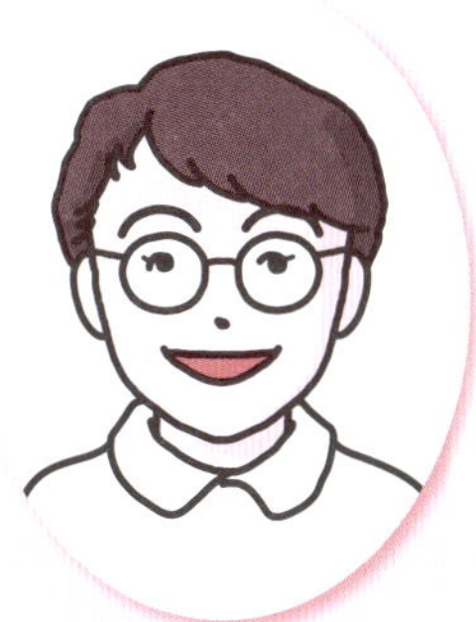

ちえり先生

対象者の胸の内を引き出して、グッとくる指導が得意技。

■健康スポーツ業界きっての癒し系トリオ！

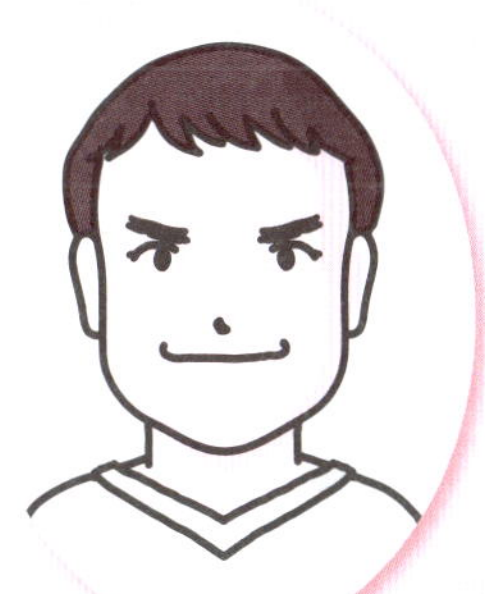

みやち先生

日本人の歩数増加に命をかける熱血先生。趣味は……若づくり(笑)。

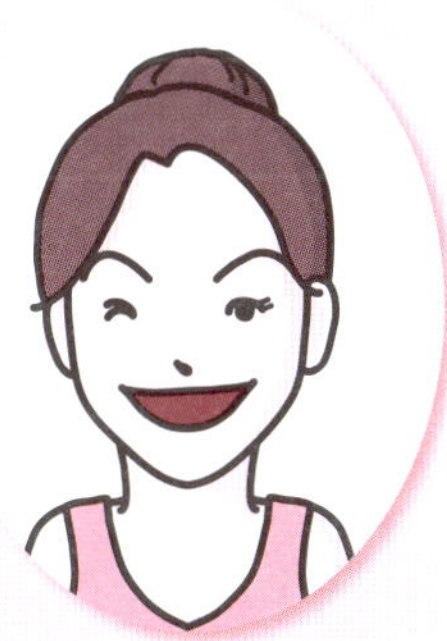

ともみ先生

エアロ、フラ、美ボディメイク、なんでも来い。しかも癒し系の美人インストラクター。

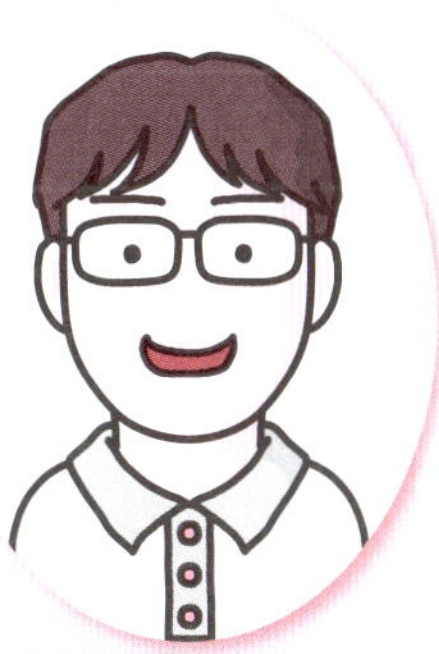

さなだ先生

学生時62kg、現在84kgのメタボ教授。だから皆の気持ちがよくわかる。大きな包容力が魅力。

第1章

肥満と食生活

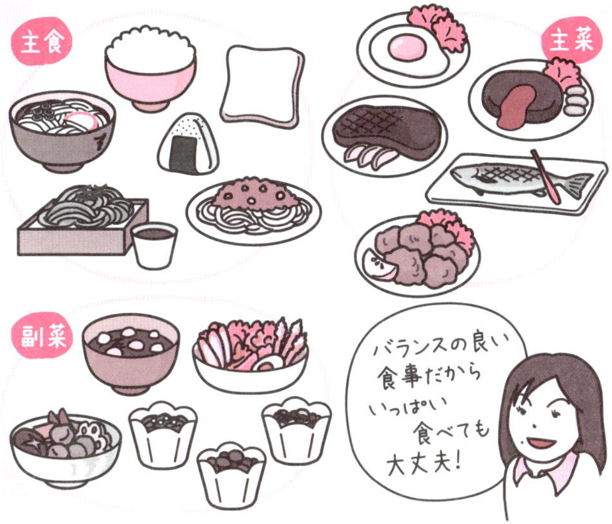
主食
主菜
副菜
バランスの良い
食事だから
いっぱい
食べても
大丈夫!

Q 01

Question

「健康的な食生活」「食生活改善」とはどういうこと？

― 食生活のオールチェンジは難しい……

Qの背景 個別に食生活状況を問診していると、食事のバランス・時間・回数や間食、飲酒など一度にたくさんの問題点が見えてくる場合があります。それらすべての問題点に対して指導をしても、一度に全部を変えるのは困難だし、優先順位をつけるのも難しいことです。何よりも、「100点満点の食事」を毎日続けるのは現実的に無理ではないでしょうか。では、「健康的な食生活」や「食生活改善」について指導者はどのように解釈すればよいのでしょうか？

俺にはムリか……？

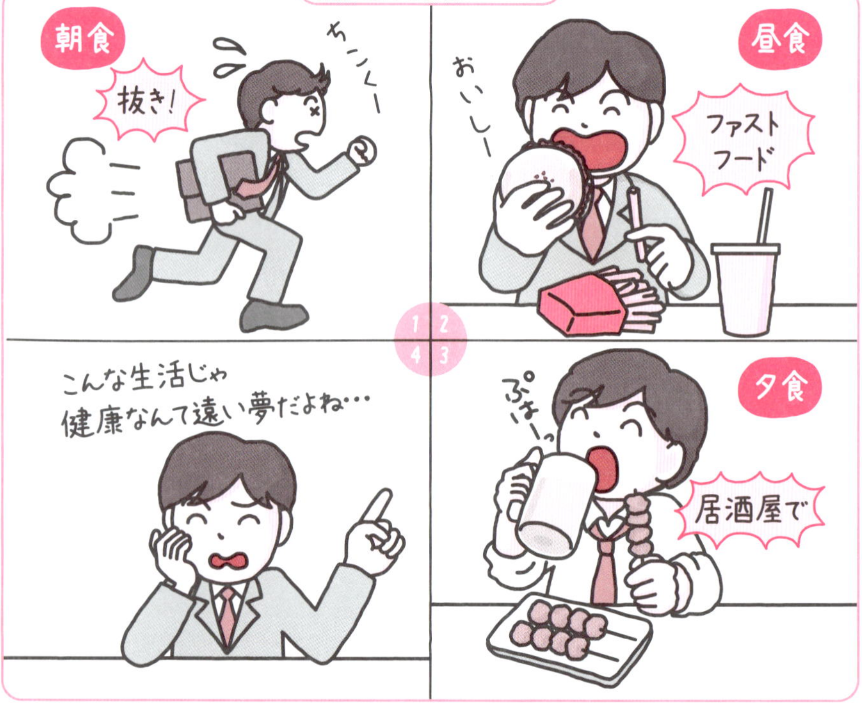

Answer ■食生活の中で“調整スキル”を身につける！

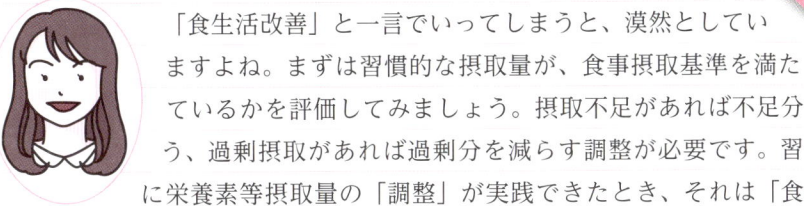

「食生活改善」と一言でいってしまうと、漠然としていますよね。まずは習慣的な摂取量が、食事摂取基準を満たしているかを評価してみましょう。摂取不足があれば不足分を補う、過剰摂取があれば過剰分を減らす調整が必要です。習慣的に栄養素等摂取量の「調整」が実践できたとき、それは「食生活改善」といえるのではないでしょうか。

解説 食事摂取基準（厚生労働省）には、健康を維持・増進するために必要な栄養素（たんぱく質、脂質、炭水化物、13種類のビタミン、13種類のミネラル）の量が示されています。食事摂取基準に対して習慣的に摂取不足が続けば欠乏症になるリスクが高くなり、逆に、習慣的に過剰摂取が続けば過剰症になるリスクが高くなります（図）。

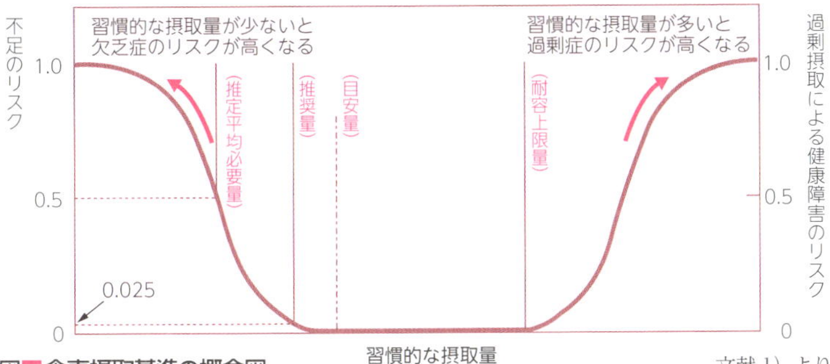

図■食事摂取基準の概念図 文献1）より

ポイントは摂取過剰や摂取不足が習慣的になると、健康状態に影響が表れるという点です。要するに、摂取過剰や摂取不足が続かないように、例えば「朝食や昼食で野菜が不足していると気づいた場合は、夕食で野菜をしっかり食べるようにする」「昨日は食べ過ぎてしまったと気づいたら、翌日は食事の量を少し控えめにしたり、身体活動量を増やす」という調整をするスキルが大事になります。野菜不足や食べ過ぎを調整せずに放置すると、生活習慣病等健康状態に影響が出てくるリスクが高くなります。

まずは、体重に注目し、体重変動をもとにエネルギー摂取状況を評価し、食事の調整ができるように支援します。体重をみながら食事を調整できるようになれば、食生活改善の大きな第一ステージはクリアしたといえます。自分の体重に注目するだけなので、対象者も取り組みやすいのではないでしょうか。

エビデンス

食事摂取基準では、高血圧症や脂質異常症などの生活習慣病を予防するための指標として「目標量」が示されています(表)。生活習慣病を予防するための栄養摂取量として参照してみてください。

表■成人の食事摂取基準（目標量）

脂肪 エネルギー比	20～30%(～29歳)、20～25%(30歳～)
飽和脂肪酸 エネルギー比	4.5～7.0%(18歳以上)
n−6系脂肪酸 エネルギー比	10%未満(18歳以上)
n−3系脂肪酸	男性(～29歳) 2.0g、(30～49歳) 2.2g、(50～69歳) 2.4g 女性(～29歳) 1.8g、(30～49歳) 1.8g、(50～69歳) 2.1g
コレステロール	男性750mg未満 女性600mg未満
炭水化物 エネルギー比	50～70%(18歳以上)
食物繊維	男性19g以上 女性17g以上
食塩相当量	男性9.0g未満 女性7.5g未満
カリウム	男性(～29歳)2,800mg、(30～49歳)2,900mg、(50～69歳)3,000mg 女性(～29歳)2,700mg、(30～49歳)2,800mg、(50～69歳)3,000mg

文献1）をもとに作成

豆知識　栄養成分表示

食品の栄養成分は、健康増進法の規定に基づいて、熱量（エネルギー）、たんぱく質、脂質、炭水化物、ナトリウムについてこの順序で記載することになっています。この5項目以外の栄養成分について記載されることもあります。示されている数値が、1食分（1袋分）なのか食品●g分なのかを確認しましょう。

「0（ゼロ）」や「高い」「低い」などの強調表示を行う場合には、定められた基準を満たす必要があります。例えば、熱量について「0（ゼロ」と表示できる基準は、100g（100 mL）あたり5 kcal未満であることです。ペットボトル1本（500 mL）の場合、25 kcal未満であれば「カロリーゼロ」と表示できることになります。キャッチコピーだけでなく、成分表示を確認することも必要です。

標準栄養成分 （1食分 20g 当たり）	
エネルギー	92 kcal
たんぱく質	1.6 g
脂質	2.4 g
炭水化物	16 g
ナトリウム	500 mg
カルシウム	19 mg

Column 栄養摂取量の把握方法

栄養摂取量を詳細に把握するには、摂取した食品の重量の記録や栄養計算専用ソフトなどが必要となり、手間と時間がかかってしまいます。保健指導の場面では、栄養摂取量が適正であるかを簡便にアセスメントする必要があります。各種栄養素のうち、食事摂取基準の目標量に示されている栄養素（エネルギー、糖質、脂質（飽和・不飽和脂肪酸、コレステロール）、食物繊維、塩分、カリウム）の摂取状況について下表を参考に把握するとよいでしょう。

把握すべき項目	評価の材料
エネルギー摂取量の適正	体重の変化
エネルギー摂取量が過剰である場合に注目する栄養素	糖質、脂質
糖質摂取量	主食の量、果実類、菓子類、嗜好飲料（ジュース、缶コーヒーなど）の摂取量
脂質摂取量	揚げ物などの油料理、ドレッシングの摂取量（Q24 参照）
飽和脂肪酸・不飽和脂肪酸 コレステロール	魚類と肉類の摂取割合（Q23 参照） 卵類の摂取量
食物繊維・カリウム	野菜類、豆類、海藻類の摂取量
塩分	味つけの濃さ、汁物の頻度、外食や加工食品の摂取頻度（Q18 のコラム参照）

食品の摂取状況は、標準的な栄養バランスの食事（Q02参照）と比較して「多い（過剰）」「ほぼ同等」「少ない（不足）」といった大まかな尺度の評価で十分、食生活指導を行うことができます。習慣的な摂取量の把握が必要なので、その人の一般的な一日の食生活について聞き取るようにしましょう。

ただし、摂取量が適正であるかのアセスメントは、摂取量からだけでなく、臨床所見のアセスメントも併せて行うことが必要です（Q04参照）。

Q 02

Question

「バランスよく食べる」ってどういうこと？

— 食事の基本（主食、主菜、副菜）をおさえる

Qの背景 バランスよく食べることは知っているけれど、どうすればバランスよく食べることができるのか、あるいは、自分の食事がバランスのよい食事かどうか判断できない人は多くいます。一方で指導する側も「バランスよく食べましょう」と言うけれど、簡潔に説明してほしいと言われたときにどのように説明すればよいかわかりません。

食事の基本！

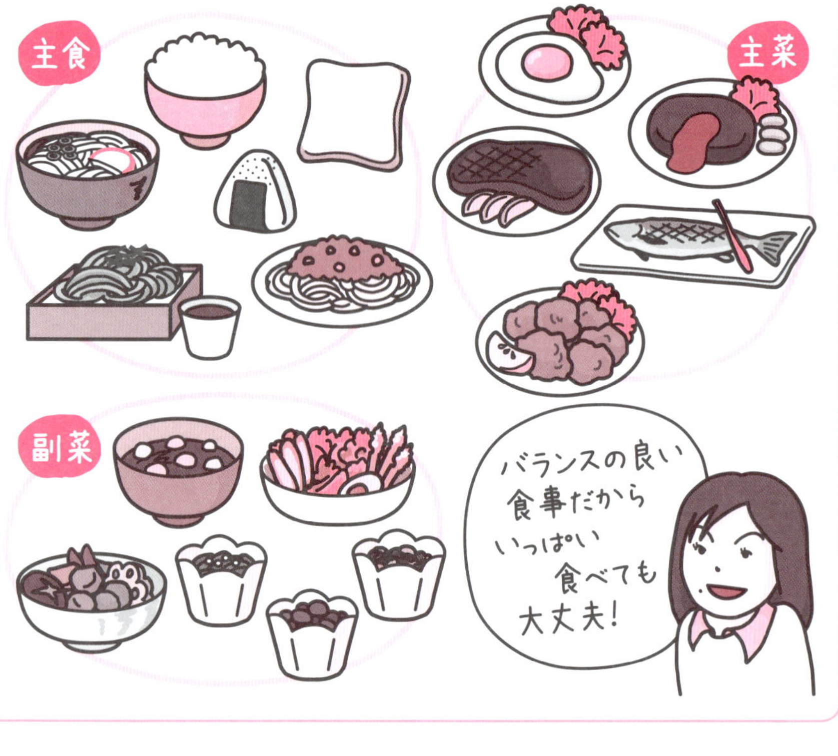
主食
主菜
副菜
バランスの良い食事だからいっぱい食べても大丈夫！

Answer ■食材選び、食事構成、適正量からバランスをみる

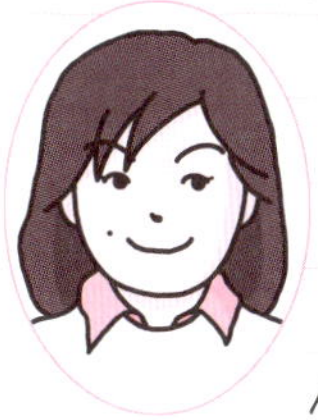

バランスのよい食事は、1．食材の選び方、2．食事の構成（主食、主菜、副菜を整える）、3．適正量を食べることがポイントとなります。小中学校では、食材の選び方と食事の構成について学習しますが、適正量については教育されません。このためバランスよく食べることがわからないという事態が起こっていると考えます。

解説 1．食材の選び方に関しては、「赤・黄・緑」や「6つの基礎食品」などで教育を受けています。しかし、その当時の発育・発達をメインとした食品の摂り方を学んでいるため、大人になってから再教育が必要です。

2．食事の構成（主食、主菜、副菜を整える）は、家庭科の授業で教育されていますが、例えば、主菜と副菜の複数のグループに属する料理については教育されていません（図）。複数のグループに属する料理を知ると、思ったよりもバランスよく食べることは簡単です。

3．適正量食べることに関しては、小中学校でほとんど教育を受けていません。身体の状況や減量などの目的に応じて食べる量をコントロールします。適正量であったかは、その後の状態から判断するしかありません。

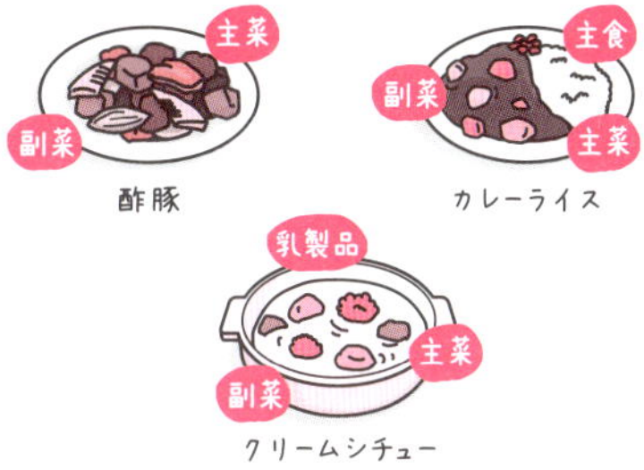

図■複数のグループに属する料理

食事バランスガイドなどの媒体を活用して指導するとよいでしょう。1食くらいバランスよく食べなくとも、栄養状態がすぐに悪くなることがないため、「今すぐにバランスよく食べなくてはいけない」と考えられる人は少ないのですが、日々、バランスを考えて食べることの意義を伝えていきましょう。

エビデンス **バランスよく食べることの意義**

食べることによって「これから使うエネルギーや栄養素を補充する」と考えます。ビタミンなどは半日で半減期を迎えます。また、糖質はグリコーゲンとしてある程度蓄えることができますが、1日何も食べなくても大丈夫な量は蓄えられていません（脂肪は別）。さらに、私たちの身体は新陳代謝を常に行っています。いつどのくらいの代謝が行われるかの状況を食行動に生かすことはできないので、いつでも代謝ができるように栄養素を蓄えておくことが重要なのです（参考➡ Q05）。

Q 03

Question

1日に必要なエネルギー(カロリー)って本当にわかるのですか？

― それがわかれば、食べすぎたりしないはずでは？

Qの背景 食べる量を考えているのに痩せない、あるいは、太っていくという人がいます。エネルギー必要量については、食事摂取基準を活用して推定エネルギー必要量＝基礎代謝量(kcal/ 日)×身体活動レベルを計算して対象者に提示しているのですが、それでよいのでしょうか？

事前にわかれば……

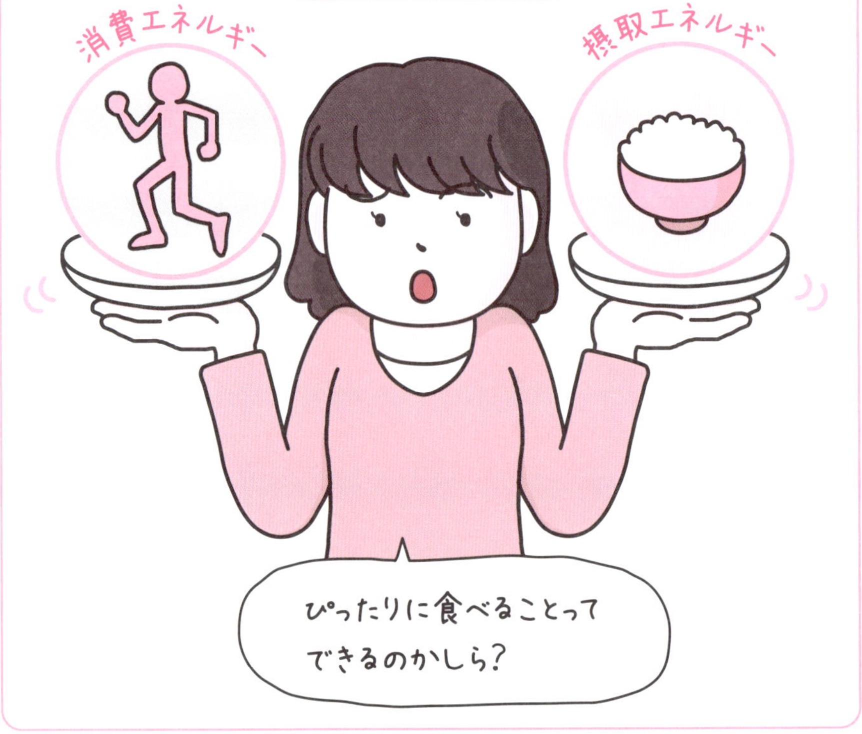

Answer ■結果的にしかわからない

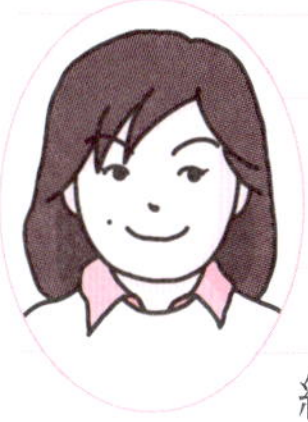

さまざまな状況（基礎代謝量、身体活動量や興奮などの精神状態、風や気温などの環境）を事前に正確に把握することはできないため、エネルギー必要量を事前に把握することはできません。そのため、消費と摂取のエネルギーの出納は、結果として確認することになります。

解説 エネルギー消費量分のエネルギーを摂取する場合には、エネルギー消費量を事前に確定させなくてはいけません。エネルギー消費量は、主に基礎代謝量（表）、安静時代謝量、睡眠時代謝量、食事誘発性熱産生、活動代謝量を合計したものといえます。これらのエネルギー消費量を算出する際には、環境面や精神状態による変化も加味しなくてはいけません。そのため、事前に正確に把握することはできません。例えば、これから1時間に起こること、環境をすべて正確に把握できるでしょうか。できませんよね。したがって、事前にエネルギー消費量を把握することはできないため、エネルギー必要量も確実に把握することができないのです。

そこで、前日のエネルギー出納がだいたい平衡状態であったかを次の日に確認する必要があります。その際、体重だけではなく、体脂肪率から体脂肪量、除脂肪体重を算出して身体の中身の変動も考慮することでエネルギーの出納を把握することができます。ただし、体脂肪や筋量が1日で大きく変動するようなことは考えられないので、変動したデータの理解は、測定法などの特性等を考えることが必要です。

表■基礎代謝基準値（kcal/kg/日）

年齢区分	男性	女性
18～29（歳）	24.0	22.1
30～49（歳）	22.3	21.7
50～69（歳）	21.5	20.7
70以上（歳）	21.5	20.7

文献1）より

＊基礎代謝量＝基礎代謝基準値×体重
例えば、年齢53歳男性、体重70kgの場合、
基礎代謝量＝21.5 kcal×70kg＝1,505 kcal

エビデンス

エネルギーの蓄積は、体脂肪1kgあたり7,000 kcalといわれています。毎日100 kcal分、消費量よりも摂取量が上回っていた場合には、体脂肪1kgの蓄積となるためにおおよそ70日かかります。体重や体脂肪率の変動をデータとして把握するためには、数日以上かかることを理解したうえで、体重と体脂肪の評価をしましょう。

Q 04

Question

栄養状態を簡単に判断するための基準は？

— 栄養状態が悪いって？

Qの背景 対象者が、プランニングシートで決定した減量プランを無視して減量を試みた場合に、栄養状態が悪くなることがよくありますが、栄養状態が悪いと言い切れる判断基準がわかりません。また、栄養素の欠乏症は知っていますが、必要量が少しだけ満たされないときの欠乏症状がわかりません。血液検査の結果がなくても判断する方法はあるのでしょうか？

見て確認！ 聞いて確認！

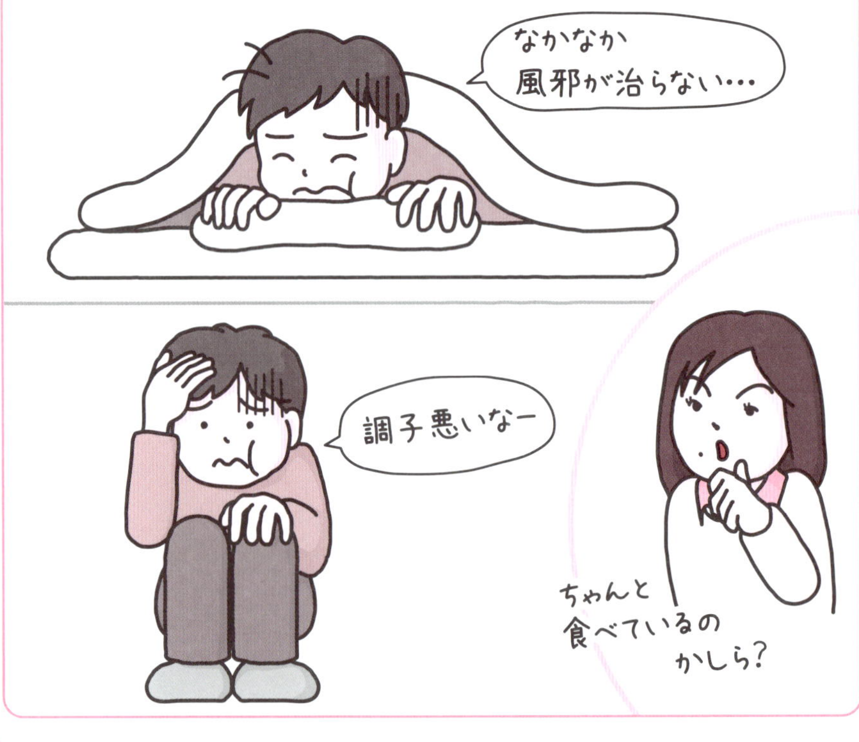

Answer ■臨床所見から把握する

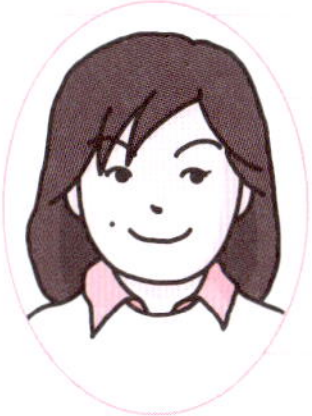

欠乏状態が進んでいる場合は、臨床所見として確認することができます。対象者を観察する際、臨床所見について理解しておくと極端な減食をしている場合や過剰摂取などを体重や血液検査データがなくともある程度の把握ができます。

解説 食品は栄養素の集合体と考えることができます。例えば、牛乳は、カルシウムが豊富な食品といわれていますが、カルシウム以外の栄養素が入っていないわけではありません。たんぱく質、脂質、糖質、各種ビタミンやミネラルが含まれています。食品によって栄養素の含有量に特徴があります。私たちはさまざまな食品を用いて料理を作り食事をしています。食事によって得られる栄養素の量が、必要量よりも少なかったり、過剰であったりすると、栄養状態の悪化が臨床所見として観察できるようになります。

エビデンス

栄養素の欠乏や過剰による身体徴候から見た臨床所見を表にまとめました。欠乏と過剰については、Q01を参照してください。

表■身体徴候

臨床所見	考えられる欠乏栄養素	考えられる過剰栄養素	出現頻度
頭髪・爪			
フラッグサイン（前髪の横断的な脱色）	たんぱく質		まれに
易脱毛性	たんぱく質		よく
まばらな前髪	たんぱく質、ビオチン、亜鉛	ビタミンA	ときどき
らせん毛・潜在性巻き毛	ビタミンC		よく
爪甲横溝	たんぱく質		ときどき
皮膚			
鱗屑	ビタミンA、亜鉛、必須脂肪酸	ビタミンA	ときどき
セロファン様	たんぱく質		ときどき
ひび割れ	たんぱく質		まれに
毛包角化症	ビタミンA・C		ときどき
溢血点（とくに毛包表面）	ビタミンC		ときどき
紫斑	ビタミンC・K		よく
日光曝露部位の色素沈着・落屑	ニコチン酸		まれ
眼球強膜以外の黄色色素沈着（柑皮症）		カロテン	よく
眼			
乳頭浮腫		ビタミンA	まれ
夜盲	ビタミンA		まれ
口唇周囲			
口角炎	ビタミンB_2・B_6、ニコチン酸		ときどき
口唇炎（乾燥・ひび割れ・口唇部潰瘍）	ビタミンB_2・B_6、ニコチン酸		まれ

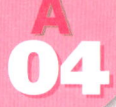

臨床所見	考えられる欠乏栄養素	考えられる過剰栄養素	出現頻度
口腔			
舌乳頭萎縮（舌表面の平滑化）	ビタミンB_2・B_6・B_{12}、葉酸塩、たんぱく質、鉄		よく
舌炎（発赤・平らな舌）	ビタミンB_2・B_6、ニコチン酸、葉酸塩、ビタミンB_{12}		ときどき
味覚減退・嗅覚減退	亜鉛		ときどき
腫脹・陥凹・歯肉出血（歯が存在する場合）	ビタミンC		ときどき
骨・関節			
くる病性念珠・骨端線過形成・O脚	ビタミンD		まれ
脆弱性	ビタミンC		まれ
神経・精神			
頭痛		ビタミンA	まれ
傾眠・昏睡・嘔吐		ビタミンA・D	まれ
認知症	ニコチン酸、ビタミンB_{12}		まれ
作話・失見当識	ビタミンB_1（コルサコフ症候群）		ときどき
眼筋麻痺	ビタミンB_1、リン		ときどき
末梢神経障害（例：筋力低下、感覚麻痺、失調、腱反射消失、触覚・振動角・位置覚異常の亢進）	ビタミンB_1・B_6・B_{12}	ビタミンB_6	ときどき
テタニー	カルシウム、マグネシウム		ときどき
その他			
耳下腺肥大	たんぱく質（過食症も考慮する）		ときどき
心不全	ビタミンB_1（湿性脚気）、リン		ときどき
急性心不全・死亡	ビタミンC		まれ
肝肥大	たんぱく質	ビタミンA	まれ
浮腫	たんぱく質		よく
創傷治癒困難・褥瘡	たんぱく質、ビタミンC、亜鉛		よく

文献1）より

豆知識　行動や症状から考える

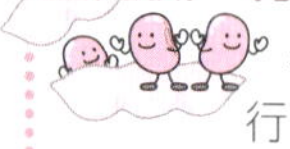

表に示した身体徴候以外にも行動として示される徴候があります。食行動としての例を挙げると氷を食べる「氷食症」があります。鉄欠乏の状態で起こるといわれ、鉄欠乏性貧血でなくても、鉄欠乏の状態であれば起こる可能性があります。氷を食べている妊婦やスポーツ選手をよく見かけます。また、血液検査の結果に異常が現れていても、食生活などの問題が見当たらない場合などもあります。例えば、軽い貧血の状態を示すヘモグロビンの低値を示していても食生活などには問題があらわれず、面談から根本的な原因が「痔」であることも多かったりします。対象者自身が血液検査の結果と原因の関連を知らない場合は、通常のインタビューでは確認できないこともあります。指導者から導くための知識とスキルが必要です。

Question

夜遅い食事は太りますか？

— 1日の総量が変わらなければ、太らないのでは…？

Qの背景 体重が増加した原因を探っていくと、仕事の都合で夜遅くにしか夕食を食べることができないという対象者がいます。夜遅くに食べるとどうして太るのでしょうか？　そういう対象者の中には、朝食を欠食している人や朝食の量が少ない人もいます。1日の総量が変わらなければ太らないはずではないですか？

やっぱり、夜、食べたい……

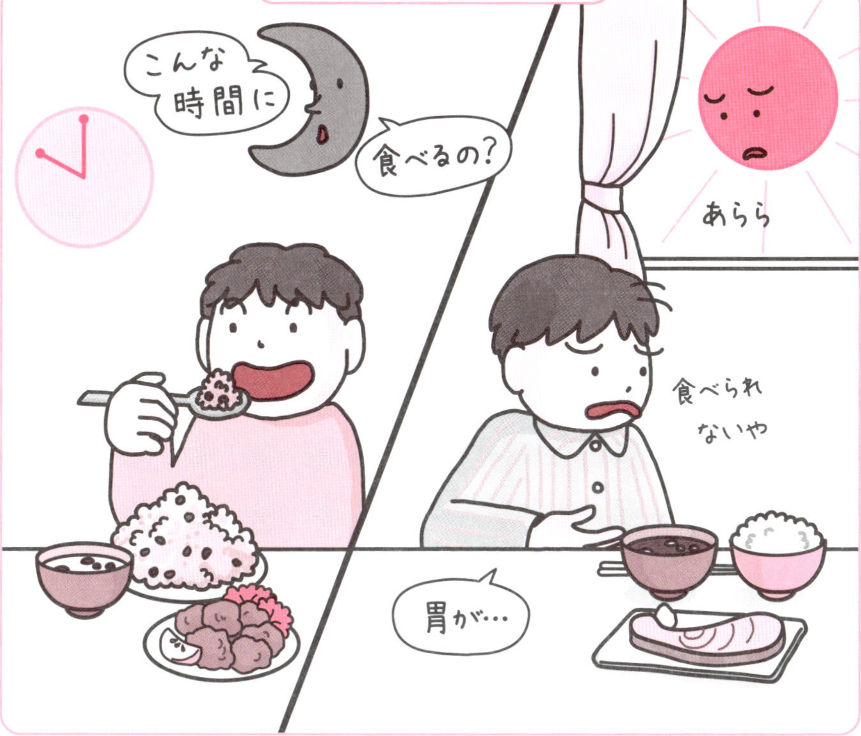

A 05

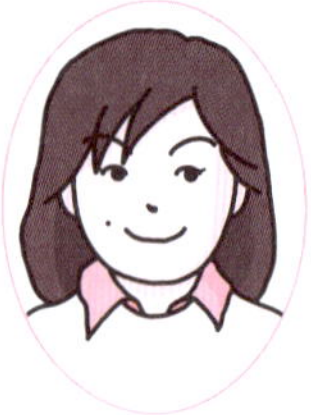

Answer ■太る可能性は高い

夜遅く食べることによって太る可能性は高いです。食べる質・量・タイミングによっては、エネルギーが消費量と同じ摂取量だとしても太ることがあります。エネルギーに関しては、次の食事までに使い切る量を摂取することがポイントです。

解説

■夜遅い食事が太るメカニズム

体内では使いたいときに摂取した栄養素があるという状況において、消費する総量と同量を摂取していれば太ることはないと考えられます。しかし、食べるタイミングがズレたりして、必要なときに栄養素がない場合には、体内に蓄えていたものを使います。また、必要がないのにたくさんの栄養素が補給されれば、排泄するか、蓄えられるものに形を変えるか、蓄えることができる場所を拡大して蓄積するなどが起こります。

夜遅い食事を1日のスケジュールから考えてみましょう。朝ごはんを6時半に食べ、昼食は12時から13時の間にすませ、夕食は21時半、次の日の朝食も6時半だったとします。朝食と昼食の間は5時間半、昼食と夕食の間は約9時間、夕食から次の日の朝食は9時間となります。通常、昼食が12時から13時であれば、夕食は19時くらいに食べます。昼食と夕食の間の約9時間に間食をしないのであれば、昼食に摂取した栄養素では、後半足りなくなってしまうので、蓄えられている栄養素を使うか、あるいは、体内の組織から拠出しなくてはいけなくなります。つまり、身体ではマイナスの状態となります。夕食を食べることでそのマイナスを埋めるのですが、エネルギーに関していうと、マイナスの分は筋肉などの体たんぱく質と体脂肪、その分の穴埋めは主に脂肪（運動などの筋肉にある程度の刺激を与える身体活動をしていない人の場合）ということになります。この現象を多くの人は「運動不足だから筋肉が落ちて脂肪が増えた！」などという表現を使います。

■夜遅く食べても太らないポイント

ポイント1：夕食の時刻が、通常よりも2時間以上遅くなれば、その2時間分は夕食で得た栄養素から使わなくてすむことになるので、エネルギー摂取量を少なくしなくてはいけません。それにしても、マイナス分を摂取しなくてはいけないのだから普通に食べてもよいと考えるかもしれませんが、足りなくなってからの使い方は、栄養素をふんだんに使えるときとは違い、飢餓状態と同様に基礎代謝量を落として対応するので、補充するエネルギーは通常よりも少なくてよいことになります。そこで、このコントロールの有無が、夜遅い食事で太るか太らないかのポイントになります。

ポイント2：飢餓状態は、その後の夕食で食べたものから脂肪の蓄積を促す可能性が高くなります。夜遅くに夕食を食べる場合は、夕食を食べるまでに使うエネルギーや栄養素を、通常、夕食を食べるべき時刻に間食で補給しておくことが、太るか太らないかのポイントになります。

ポイント3：夕食の前に間食を入れる場合には、間食で食べた分を夕食で減らすことがポイントとなります。

ポイント4：夕食を食べる量は、次の日の朝食をおいしく食べることができる量にしておくと朝食の乱れもなく良好なコンディションを維持することができます。

さらに、通常の夕食の時刻に間食を入れる際、身体は夕食と間違えて「たくさん食べろ！」という指令を出しますが、間食を決めた量以上には食べないようにすることも大切なポイントです（Q06参照）。

こうした環境整備を行うことが夜遅く食べることに伴う肥満を防ぐために重要です。

エビデンス

副腎皮質ホルモンの分泌は、早朝に高値を示し、夜間に低値を示すため（図）、午前中は体脂肪の分解が高くなり（異化作用の亢進）、夜間では体脂肪の合成（同化作用）が高くなります。夜間に食事をすることによって、朝、食べることができず、朝食欠食など食事の回数が少なくなるようであれば、体脂肪の合成を亢進させていることになります。

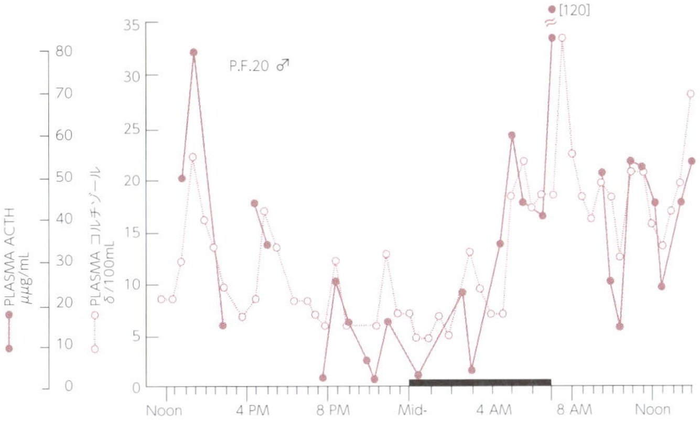

文献1）より

図■副腎皮質ホルモンの日内変動

ACTH-糖質コルチコイド分泌の特徴の一つに日内変動がある。夕方から早朝には分泌が少なく、逆に早朝から夕方は分泌が多い。

Q 06

Question

早食いは太る？ よく噛んで食べると痩せる？

― よく噛むってできそうでできない。本当に効果あるの？

Qの背景 食生活のアセスメントをすると、食事時間が10分前後の早食いの対象者が多くいます。早食いだから太るとよく聞きますが、それって本当なのですか？　また、よく噛んで食べると痩せるといいますが、実際はどうなのでしょうか？

よく噛んでたら……

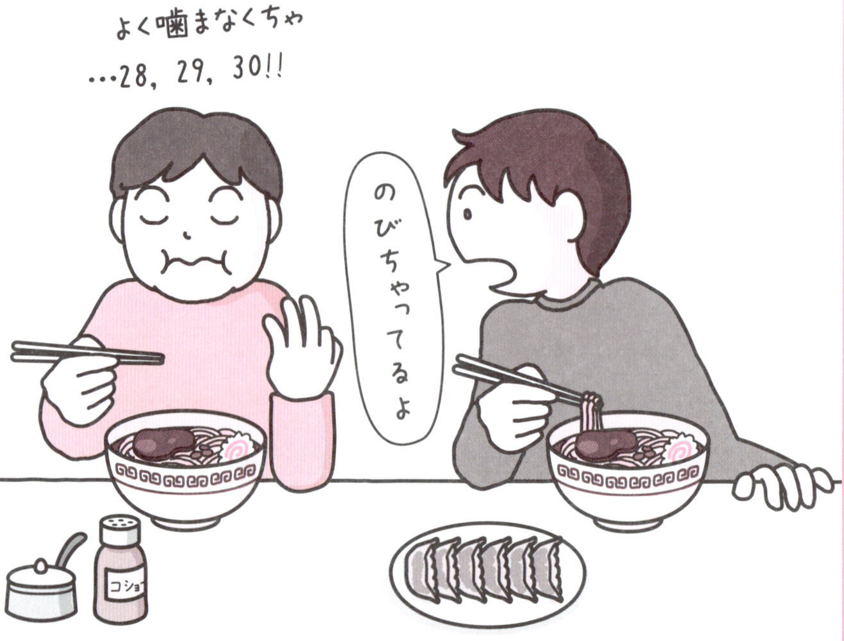

Answer ■早食いで太るかは食べる量次第

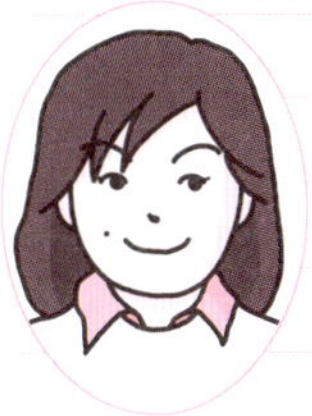

よく噛むことによるダイエット効果は、食事時間の延長による満腹中枢の刺激を使った食べる量の是正であると考えます。ですから「よく噛む＝痩せる」とはいえません。また、早食いでも食べる量の管理ができていれば太りません。

解説 よく噛むことのその他の効果は、胃以降の消化管の負担軽減、唾液の分泌を促し口腔内の環境を良好に保つ、美味しさを向上させるなどが挙げられますが、ダイエット効果を上げる理由にはなりません。よく噛むことによって食事時間を延長させることがダイエット効果といえます。

主にグルコース濃度が上昇することで満腹中枢が刺激されます。食べたものが消化、吸収されてグルコースの濃度が高まると満腹中枢が刺激されて食べることをやめます。食事の内容や食べ方にもよりますが、満腹中枢を刺激するグルコース濃度に達するまでに食べたいだけ食べてしまったら、満腹中枢の機能が働いたときには、過剰摂取になっている可能性が高くなるというわけです。食べる量は、満腹中枢だけではなく摂食中枢もかかわります。「食べたい」という摂食中枢の刺激の度合いによっても、満腹中枢が刺激されるまでにどのくらい食べるのかが決まります。摂食中枢を刺激する物質としては「脂肪酸」が挙げられます。脂肪を多く含む料理を食べたときには、食べている最中に摂食中枢が刺激されるため、「もっと食べたい」という行動になります。その食事に糖が含まれていれば、グルコース濃度が高くなり満腹中枢が刺激されることで食べることをやめます（参考 ➡ 付録参考資料 P.137）。

摂食中枢を刺激する例をいくつか挙げます。

- 焼き肉のような脂肪を含む肉だけを食べ続けると満腹中枢がなかなか刺激されず食べることをやめることができない状況になります。
- 食べ始めたときにはたいして食欲がなくても揚げ物などの脂肪を多く含む料理やバターなどの油脂をふんだんに使った洋菓子などを食べると、もっといろいろ食べたくなってきます。

エビデンス

摂食中枢と満腹中枢以外にも食欲を調節する物質がいくつかあります。そのなかの1つである「グレリン」は、主に胃から分泌される消化管ホルモンで、空腹時で血糖値が低下すると分泌され、視床下部を刺激し食欲を亢進させます。また、脳下垂体の成長ホルモン分泌を刺激する作用があります。

Q 07

Question

外食、コンビニ食ばかりの生活だから瘦せない(太る)のでしょうか？

— 家のご飯と何が違うの？

Qの背景 昼食と夕食をコンビニや外食ですませている対象者が多くいます。体重が増加した原因の1つに昼食と夕食からのエネルギー摂取量の過剰が考えられるのですが、コンビニや外食での食事が問題といってよいのでしょうか？

ローテーション……

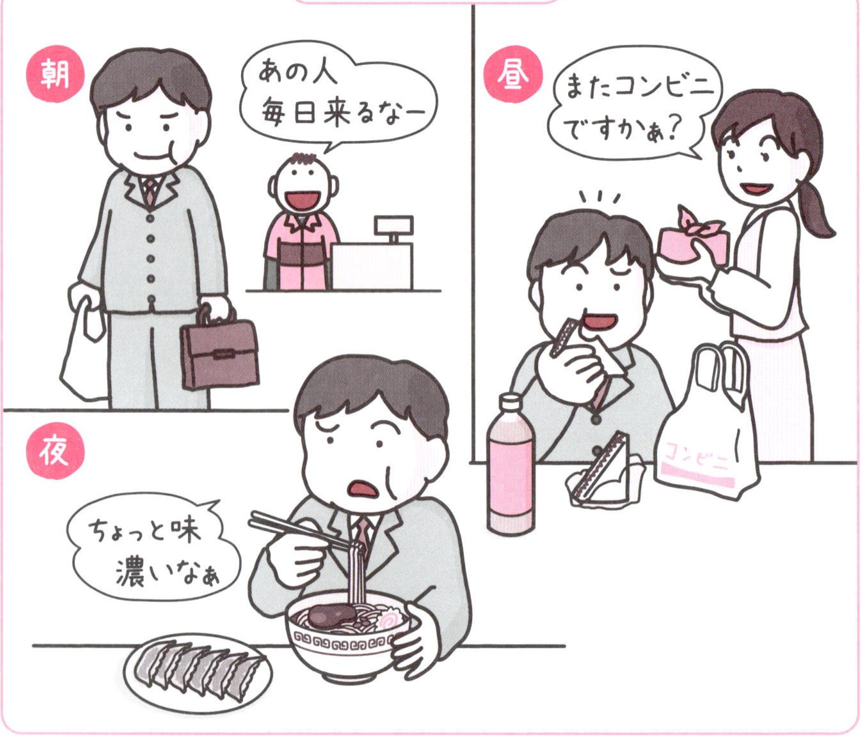

Answer ■エネルギー量や味付けが太る要因

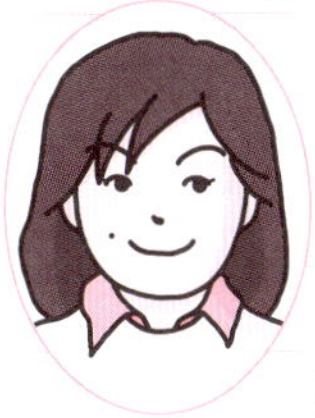

コンビニや外食での食事は、エネルギー量や味付けなどがバランスや健康を考えたものではなく、美味しさを追求した食事になります。また、選択する範囲が決まっているので、①食べている食品に偏りが生じる、②購入したものあるいは、オーダーしたものを自分の適正量に合わせて残すなどの加減ができず、食べすぎてしまうなどの可能性が高くなります。

解 説 コンビニや外食の頻度が高い場合には、メニューの選択肢が限られるため摂取できる栄養素に偏りが出る可能性が高くなります。そのため、定期的に不足した栄養素の穴を埋めるためにドカ食いをすることもあります。

ダイエットの場合には、エネルギーを抑えるための食品を購入できないため、対象者自身が食べる量をコントロールしなくてはなりません。しかし、残したほうがよいのはわかっていても、残す勇気が出ないという状況になります。

例えば、朝食にパンを食べる場合には、家であれば、食パンを買い、ジャムなどをつけて食べることができます。ジャムの量を加減できます。しかし、コンビニで購入する場合には、調理パンや菓子パンを選択することが多く、エネルギー摂取量は高くなります。

野菜をもう少し食べたいと思っても追加で購入して食べている人は多くありません。また、コンビニでは、特に価格が安いわけではないため毎食サラダを食べることは難しいうえに、最近ではドレッシングが別売りになった店も多くあります。野菜ジュースの活用もよいですが、エネルギー量は少なくありません。外食においても追加で野菜を注文することはあまり考えられません。

最近では、一人前のお惣菜が販売されており、活用方法さえ間違えなければ、バランスよく食べることができるようになっています。また、エネルギーや脂質の摂取を軽減させたメニューを提供するレストランも出てきています。コンビニや外食が中心とならざるをえない場合は、特にバランスよく食べるために必要な選択スキルを教育していくことが重要です（参考 ➡ Q02）。

エビデンス

ニューヨーク州立大学バッファロー校のサミーナ・ラジャ博士らは172人の女性を対象に、生活環境と肥満度について調べた結果、「家から徒歩5分以内にレストラン（ファストフード店を含む）のある女性は肥満度が高い傾向にある」、「スーパーマーケットや生鮮食料品店の近くに住む女性は肥満度が低い傾向にある」という2点が明確になったそうです。

Q 08

Question

食事にとても気をつかっていますが、それでも体重が増えるのはなぜ？

— 体重が増えていく不思議？

Qの背景 テレビや雑誌などの健康情報に影響を受けて、日ごろ色々なことを試している人（女性が多いように思います）では、アセスメントをしていても食生活の問題点・改善すべき点を見つけるのが難しいことがあります。「水を飲んでも太るタイプ」と本人は言います。普段の食生活は問題が見当たらない人でも年々体重は増加傾向にある場合、どのようにアセスメントをして、支援をしていったらよいでしょうか？

気づかぬうちに

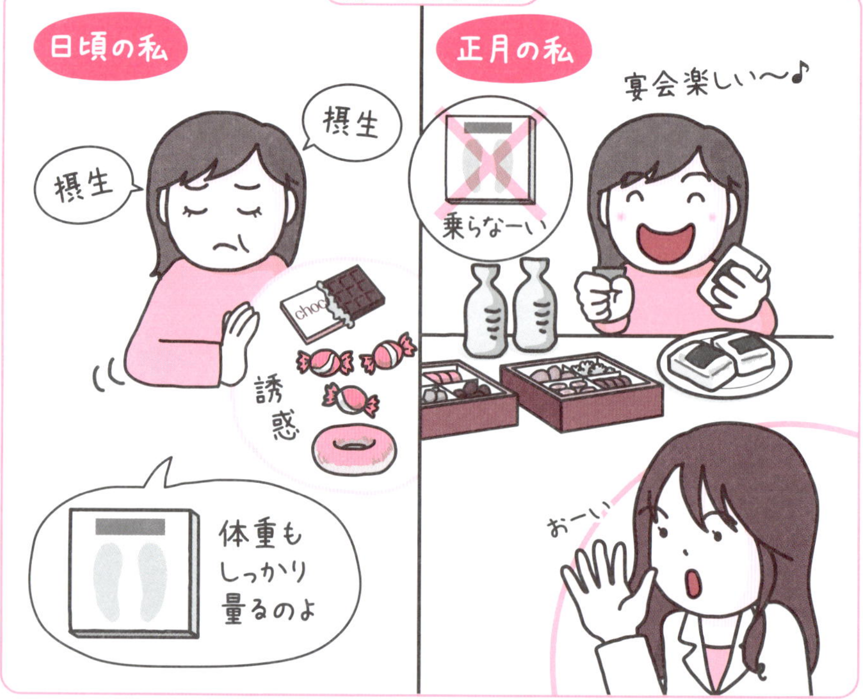

Answer 体重が増えるシーズンに気づきましょう

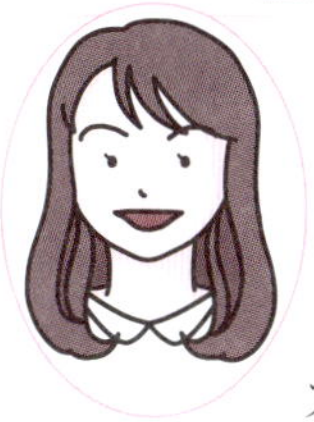

体重が増加するということは、摂取エネルギー（摂取E）が消費エネルギー（消費E）を上回る状況が必ずあります。平日は摂取E<消費Eになっていても、休日に摂取E>消費Eとなるケースや、夏休みや年末年始の休暇、忘年会や歓送迎会シーズンに摂取E>消費Eとなり、増えた体重をそのまま戻せないこともありえます。体重測定のモニタリングを日々行い、体重が増えるタイミングやシーズンを把握することが必要です。

解説 例えば、1年間に体重が2 kg増加する場合、年間14,000 kcalの摂取エネルギーの過剰があったと考えられます。①毎日40 kcalずつ過剰の場合、40 kcal×356日＝14,000 kcal、②毎週末（休日）に280 kcal過剰の場合、280 kcal×50週＝14,000 kcal、③お盆休みと正月に各7,000 kcal過剰となれば14,000 kcalとなります。平日やふだんの食生活は摂取エネルギーと消費エネルギーのバランスが調整できていても、②、③のように時にはそのバランスをとりづらくなるときもあります。

このような場合、セルフモニタリングによって、体重が増えるタイミングやシーズンを把握することが必要です。記録をもとに振り返ると、休日は食事回数が減ったり（増えたり）、間食や飲酒量が増えたり、歩数が普段より少ないといったことに気づくかもしれません。休日に体重が増える傾向の人は、夏季休暇や年末年始休暇で体重が増える可能性はより高いと考えられます。休暇の前に、体重増加量の上限を設定し、その目標を達成するための方法（食事や身体活動の留意点）を話し合い、また増加した体重をどの期間でどのように戻すかについても話し合うといった支援が行えるとよいでしょう。

エビデンス

基礎代謝基準値は加齢に伴い低下し、1日のエネルギー消費量は減少するわけですが、国民健康栄養調査の結果をみると、平均摂取エネルギーは年齢が高くなると増加しています。

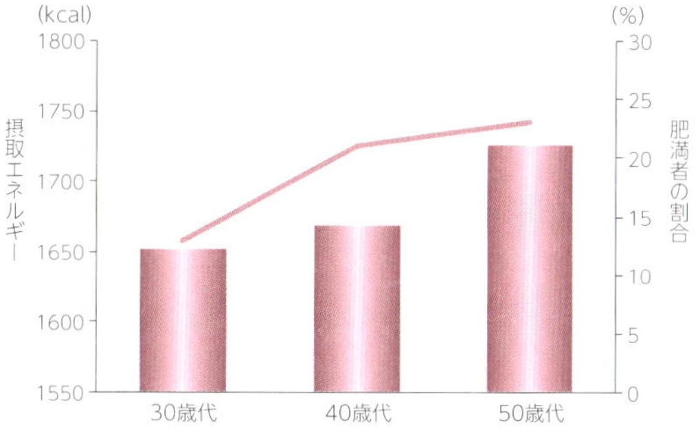

文献1）より

図 年代による摂取エネルギーと肥満者の増加

第1章 引用・参考文献

Q01

1）厚生労働省策定　日本人の食事摂取基準（2010年版）

Q03

1）厚生労働省策定　日本人の食事摂取基準（2010年版）

Q04

1）中村丁次ほか：栄養学──人体の構造と機能〈3〉第11版（系統看護学講座 専門基礎分野），p.28-29，2010.

Q05

1）Krieger DT et al. : J Clin Endocr 32. 266, 1971.

Q08

1）厚生労働省：平成23年国民健康・栄養調査報告書，2013.

第2章

ダイエットの指導

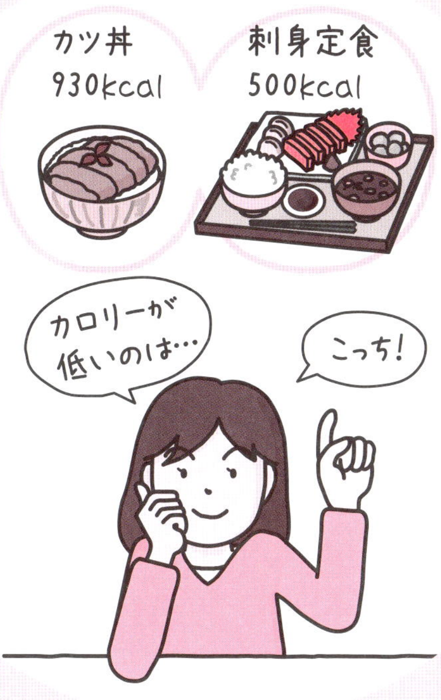

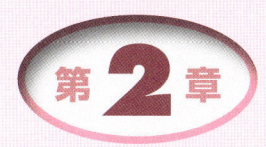

Q
09

Question

減量のためのプランニングは、とにかくエネルギーなのですか？

— メタボの食事療法の基本

Qの背景 高血圧症の人には塩分制限、脂質異常症の人には脂質やコレステロールの制限ということを聞きます。メタボリックシンドロームの人も、高血圧や脂質異常を伴っている場合が多いので、塩分や脂質やコレステロールの制限、さらに食物繊維をしっかり摂ることが大切でしょうか？　それともとにかくエネルギーだけ見ていればよいでしょうか？

あなたならどっち？

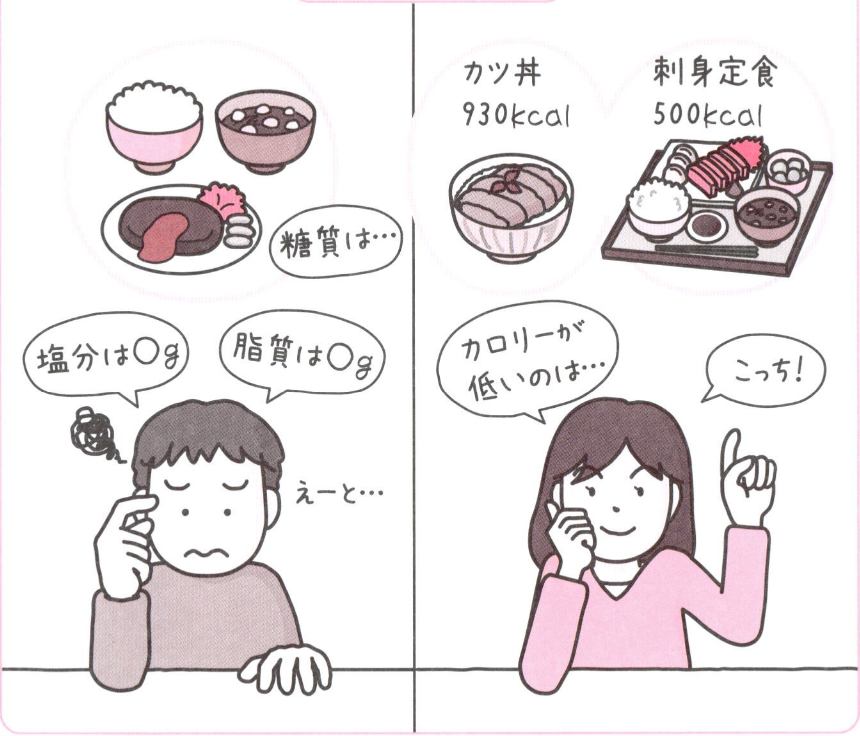
糖質は…
塩分は○g
脂質は○g
えーと…
カツ丼
930kcal
刺身定食
500kcal
カロリーが低いのは…
こっち!

Answer ■エネルギーバランスを是正して体重減が基本

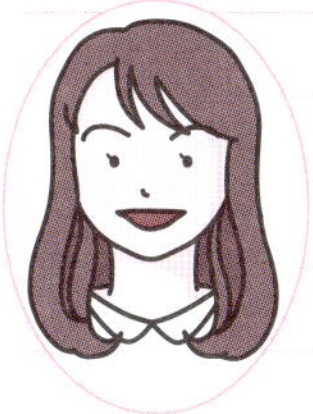

メタボリックシンドロームを改善するには、内臓脂肪を減らすことが第一です。内臓脂肪を減らすことによって、高血圧や脂質異常の予防・改善を期待することができます。特に、肥満を伴う高血圧や脂質異常の人は、減量が必要です。

解説 メタボリックシンドロームが改善せず、糖尿病などの病気になると、治療の一環として食事療法が必要になります。しかしながら、メタボリックシンドロームは、病気の前段階であり、肥満・内臓脂肪の蓄積がインスリン抵抗性や高血糖、高血圧、脂質異常をもたらしているという段階のアプローチです。つまり、肥満を改善し、内臓脂肪を減らすための食生活を含む生活習慣の改善が必要となります。肥満を改善し、内臓脂肪を減らすには、エネルギー摂取量がエネルギー消費量を下回ることが必要です。

高血圧治療ガイドラインには「適正体重の維持」、脂質異常症ガイドラインにも「標準体重の維持」「適正なエネルギー摂取」という内容が示されており、いずれにしてもエネルギーバランスに注目して体重減が前提となります。

エビデンス

5県7か所保健指導機関683名データ分析より、体重減少率が大きいほど、血圧、中性脂肪、HbA1cの変化量（低下量）が大きい結果が示されています[1]。

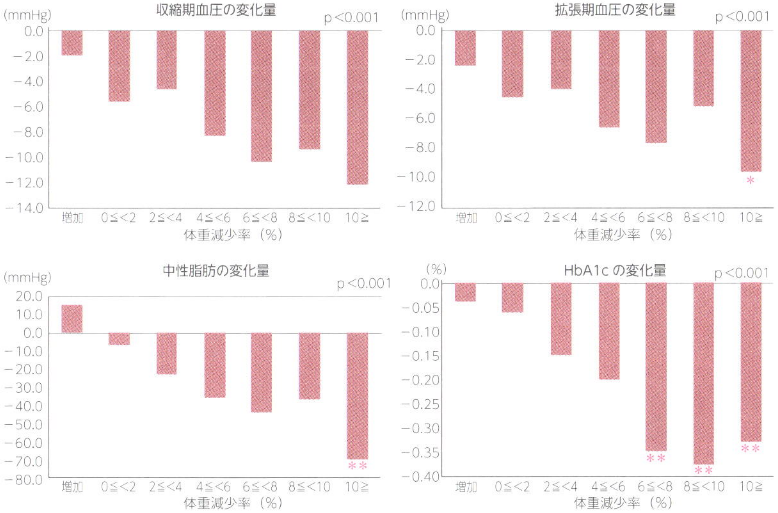

図■体重減少率と各検査値の変化量

文献1）より

Question

身体活動による エネルギー消費量は どのくらいですか？

― エネルギー消費量を正確に求めるには？

Qの背景 指導時に「食事からのエネルギー消費量と合わせて身体活動からもエネルギーを消費しましょう」といいますが、身体活動によるエネルギー消費量を計算できません。どのように計算すればよいのでしょうか？　またその計算で、どのくらい正確に出てくるのでしょうか？

本当……？

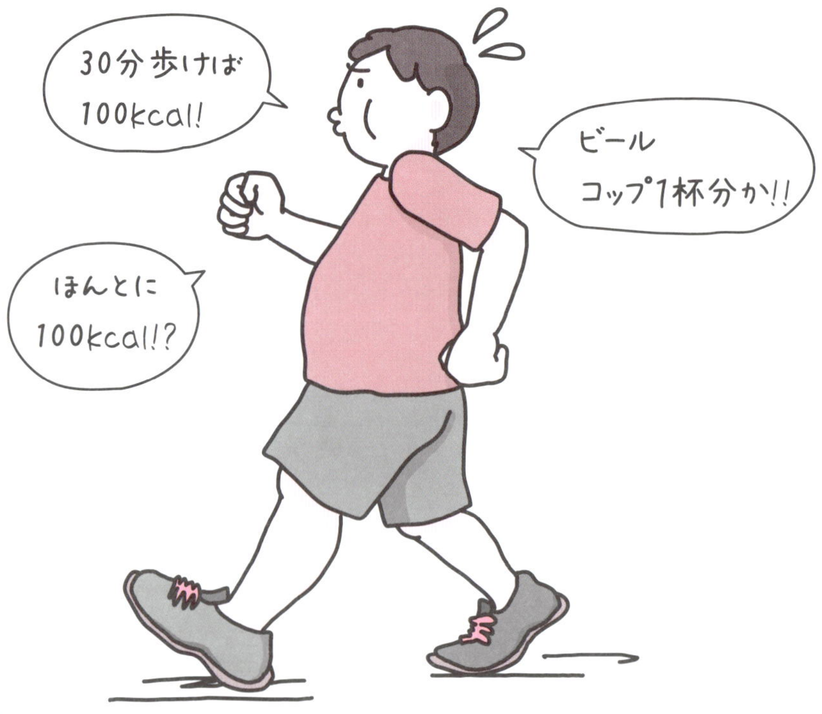

Answer 推定エネルギー消費量で算出

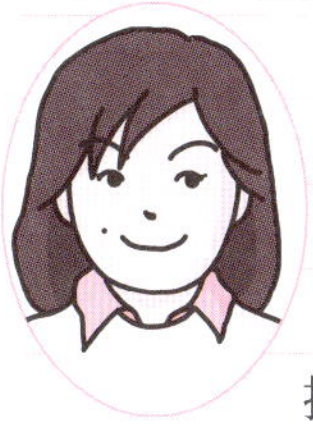

身体活動時のエネルギー消費量の測定は、直接法といって活動時に呼気を採取して酸素と二酸化炭素の量から算出する方法や計算によって求める方法がありますが、いずれにしても、エネルギー消費量を正確に求めることはできません。しかし、推定エネルギー消費量を求めることはできます。

解説 メッツを利用した身体活動時の推定エネルギー消費量は、次の簡易計算式で求めることができます。

エネルギー消費量（kcal）＝1 kcal × 身体活動量（メッツ・時）× 体重

式の中にある「1 kcal」は、1メッツ×3.5 mL/1,000 mL× 1kg×60分×5 kcalで求めることができ、体重1 kgあたり1メッツ・時を実施するために必要なエネルギー量であるといえます。この式では、1メッツが酸素摂取量にして3.5 mL/kg/分に相当し、酸素1リットルの消費を5 kcal のエネルギー消費として計算しています。

例えば、体重50 kgの人が3メッツの普通歩行を1時間（身体活動量としては3メッツ・時）行ったときのこの身体活動時の推定エネルギー消費量は、1×3（メッツ・時）×50＝150 kcalとなります。この算出したエネルギー消費量は、この人が1時間普通歩行している間の身体全身で消費されるエネルギー量（歩行によるエネルギーだけではなく、安静にしているために必要なエネルギー消費量を含んでいます）を推定しています。

そこで、普通歩行で消費されるエネルギー量は、身体全身で消費したエネルギー量から、同時間の安静のエネルギー消費量を引くことで算出できます。この例ですと、1時間安静にしていると1（メッツ・時）なので、1×1（メッツ・時）×50＝50 kcalが安静にしているときのエネルギー消費量になります。よって、150 kcal－50 kcal＝100 kcalとなります。

エビデンス

エネルギー消費量を算出する際、小数点以下まで計算する必要があるかを考えてください。時間が経過するとともに、体重は微動でも常に変動しています。呼吸比、ホルモンや酵素の活性などなど、体内物質は常に変動します。そのため、正確にエネルギー消費量をとらえることはできません。計算で求められたエネルギー消費量の持つ意味や活用は、この点を踏まえて考えることが必要です。同様の考え方は、栄養素の摂取量の算出についてもいえます。

Q 11

Question

主食を抜けば減量できるでしょうか？（低炭水化物ダイエット）

―カロリー計算なし、主食抜きダイエットで大丈夫？

Qの背景 低炭水化物ダイエットは、従来の減量方法のように「エネルギー摂取量を減らしてエネルギー消費量を増やす」というものではなく、日本でのキャッチフレーズとしては「無理に食事量を制限せずに、好きなものは好きなだけ摂取でき、激しい運動をする必要もない!」と表現されていたことで話題になりました。糖質制限食とも呼ばれ、インスリンの分泌を抑制し、(エネルギー源として体脂肪を分解)脂肪蓄積を抑制、減量を行うという考え方ですが本当に有効でしょうか？

肉だけ食べる！

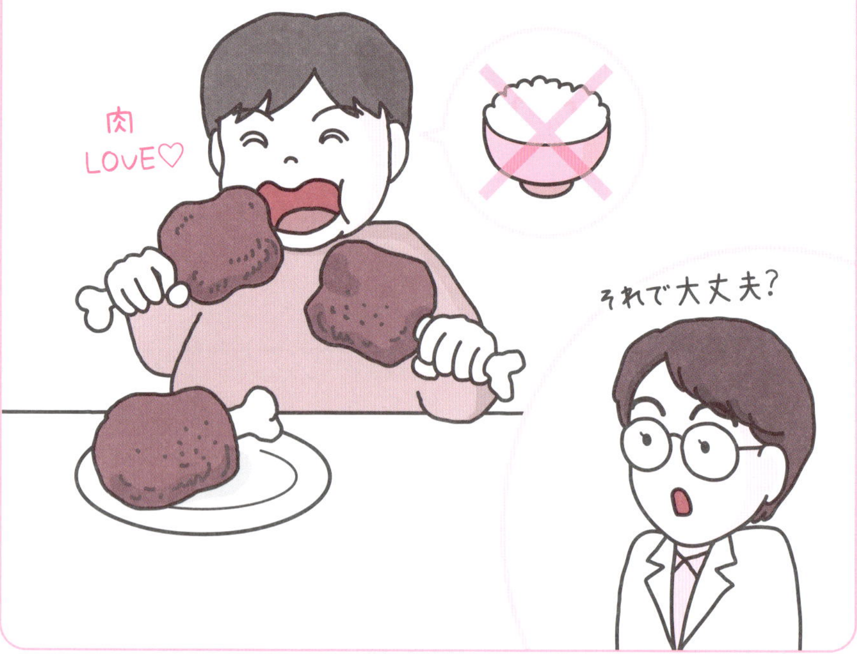
肉
LOVE♡
それで大丈夫?

Answer ■効果はあるが、長期的なエビデンスは不明

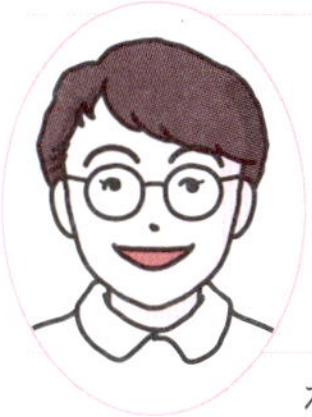

欧米では、低脂肪ダイエットよりも減量効果が早く現れ、脂質代謝を改善する(中性脂肪値は顕著に低下し、総コレステロール値も低下が認められる)などの効果が報告されたことで、流行したと考えられます。日本においても実践し効果があらわれたとの報告は多数あり、話題となりましたが、今後長期的なエビデンスが必要となります。

解説「低炭水化物ダイエット」の説明の中で、“エネルギー摂取量は気にせず！”といった文言があり、このダイエット法は、従来の低脂肪、低エネルギーの食事療法で一定の減量効果が期待できない、リバウンドを繰り返すなど、疾患のない単純肥満者を対象としたものと考えるべきで、すでに疾患のある血糖管理が必要で肥満のない糖尿病患者には当てはまりません。特に、低炭水化物ダイエットで多用される高脂肪食品は、2型糖尿病患者では、食後の急激な高血糖は抑制できますが、エネルギー過剰によるインスリンの持続的な分泌が起こり、余分となったエネルギーは脂肪細胞へと蓄積が促進され、肥満をさらに助長することになります。

脂質の摂取割合が増えれば、中・長期的に肥満やインスリン抵抗性を招き、動脈硬化を促進するとの報告もあり、心筋梗塞など心血管系の病気の発生リスクも同様に高くなり、疾患を抱える患者には大きな治療上の問題が生じます。逆に高炭水化物食は、高脂肪食に比較してインスリン感受性は増大させる可能性はありますが、食後血糖の上昇や空腹時の中性脂肪の上昇、HDLコレステロールの減少をもたらすとされており、こちらにも注意する必要があります。

似ているものに低インスリンダイエットがあり、こちらは極端に炭水化物を減らすのではなく、GI値(Q16参照)の低い食品、炭水化物(玄米、全粒粉パンなど)を選び、白飯、うどん、じゃがいも、にんじんなどGI値の高い食品は控えるダイエット法です。主食を抜かないという点で違いがあります。

豆知識　けっこう大変！ 塩分にも注意

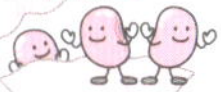

糖質を過度に制限するということは、一見簡単なダイエット法に思われますが、もともと主食好き（ご飯大好き！　ラーメン大好き!など）の人にとっては、食事の主食を抜くということはかなりのストレスであり、脱落率も低くはありません。また、自炊をしない限り、外食、中食でのおかずのみ主食抜きの食事では過剰な塩分摂取が懸念されます。

Q 12

Question

プチ断食の効果はあるのですか？

— 食事を控え、飲み物だけで過ごしちゃうという健康法！

Qの背景 最近話題の“プチ断食”。こうした“プチ断食”には、朝食を抜く“半日断食”や、週末の食事を抜く“週末断食”があり、また“平日断食”は、まったく食べ物を摂らないという日は作らず、朝食をジュースに置き換えるという断食方法です。完全に食事を抜くのではなく、ジュースやスープなどは食べても良いものが多いようです。こうしたプチ断食に期待されている効果には、ダイエットやメタボ予防、便秘解消やアンチエイジングまでさまざまありますが、実際のところどうなのでしょうか？

やり方があるでしょ……

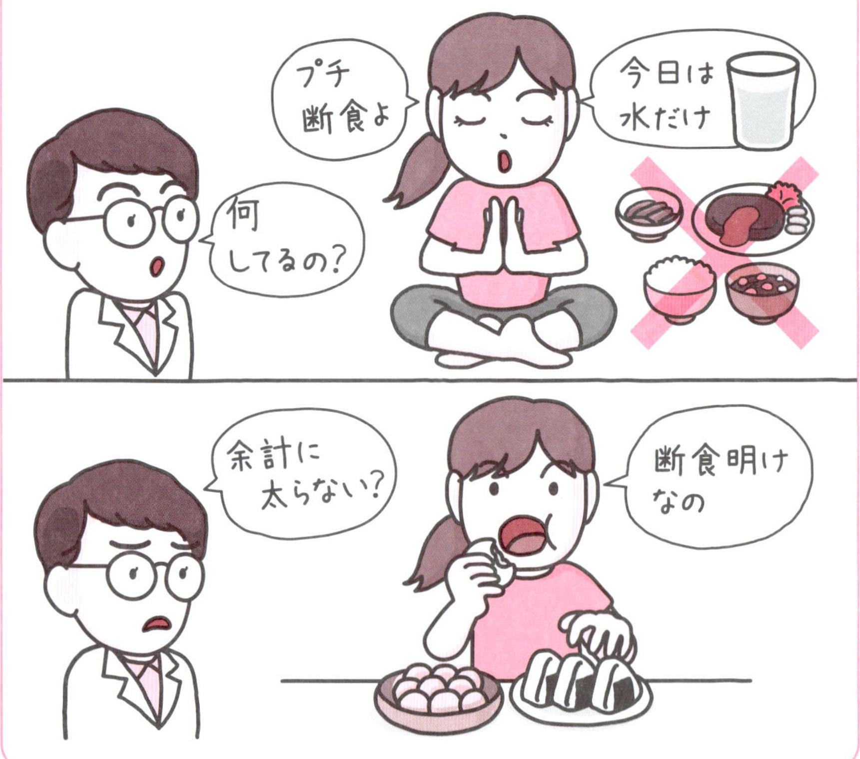
何してるの？
プチ断食よ
今日は水だけ
断食明けなの
余計に太らない？

Answer 効果はあるが、断食後のケアが大事

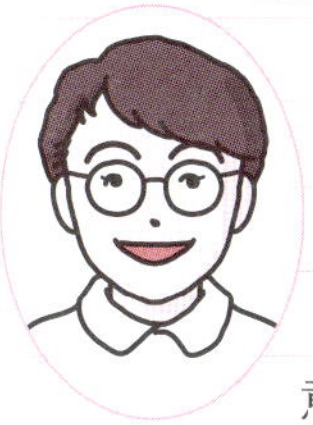

断食を行うことで老廃物が排出され、胃腸が空になるので、整腸作用で便通が改善するなどデトックス効果が期待できます。もちろん食べない分、痩せることもできます。ただし、断食を止めれば体重は戻りやすく、断食明けの食事のとり方に注意が必要です。

解説 プチ断食は、ダイエットやメタボリックシンドローム予防に対し、体重の減少や、血中の中性脂肪値の改善など効果がみられます。もう一つの大きな変化が、血中の「ケトン体」の上昇です。食事を抜いて、エネルギー源であるブドウ糖がなくなると体の脂肪を分解してケトン体が作られます。人間が飢餓を生きのびるために獲得した優れた仕組みといえます。

ケトン体が体内で増えすぎた場合には、体が酸性になる「ケトアシドーシス」という状態になり、場合によっては意識障害に至ることもあります。また、呼気にはケトン臭といわれる独特の強い臭いがすることもあります。

このケトン体はブドウ糖に比べはるかにエネルギー源となる速度が遅いため、脂肪が分解されるだけではなく体のたんぱく質＝筋肉も分解されエネルギー源に作り変えられてしまいます（Q11：低炭水化物ダイエットでも同様な症状は起こります）。十分な栄養をとる必要がありますが、断食明けに普段通りの食事に戻したのでは、飢餓状態になっている身体は食後高血糖にもなりやすく（Q14参照）、体重増加の原因にもなるので注意が必要です。野菜スープ、ヨーグルト、おかゆなど少量ずつから食べ始めます。なお、種々のプチ断食は、断食後の食事までセットで紹介されているので、無理をしすぎることはないか確認しておきましょう。

豆知識　便通って大切！

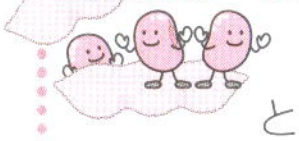

胃は消化が終わると強い収縮を起こします。このとき、お腹がグーッと空腹時に鳴るのが空腹期強収縮です。約100分間隔で胃から起こり、小腸へ広がります。この収縮は、食物残渣・胃液・粘液などを押し流し、浄化します。この老廃物は大腸、肛門へと送りだされ、次の食事に備えます。この一連の運動が便秘を改善させます。食後7時間程度でこの収縮は起こるといわれているので断食を行わなくともいいわけです。一方、間食や夜食で胃が休まらないと空腹期強収縮運動は起きず、浄化できません。胃もたれの原因にもなります。

Q
13

Question

上手に減量できる食事のコツは？

―ダイエットツールは百人百様、十人十色

Qの背景 はりきってダイエットしてもリバウンドしてしまう方、太っていて何が悪いの？と居直り、痩せる気ゼロの方、また食事に気をつけて運動もがんばっているのになかなか痩せないという方。保健指導を行っているとさまざまなケースに出会いますが、モチベーションを保ちつつ、上手に減量へ導くためのコツはなんでしょうか？

どう指導するか……

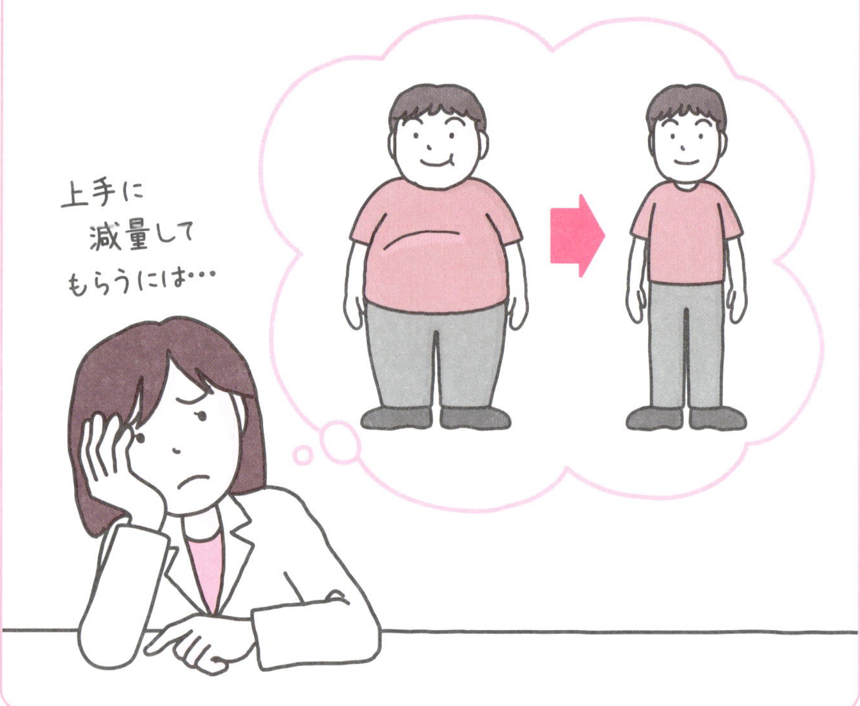
上手に
減量して
もらうには…

Answer ■生活の流れを把握し、一人一人に合った食事プランを

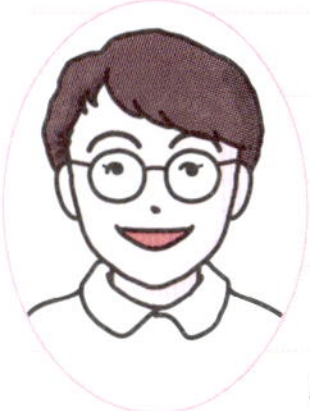

はじめに、寝る前の食事は軽くして出かける前の朝食は食べられているかなど、食事の時間と生活のリズムを確認します。生活の流れ（起床・食事・通勤・運動・入浴・就寝時間など）を把握し、行動に合わせタイミングよく適量の食事をしているかを確認、検討してみましょう。

解説 エネルギー出納を考慮し（Q3、8参照）、ダイエットツールを選びます。きっちり１日３食か、それとも分食がいいのか、栄養バランス重視か、低炭水化物ダイエットをすすめてみてもいいのか、など「最少の努力で最大の効果が得られるツール」をいかに活用するかに我々指導者の力量が問われます。

エビデンス **「がんばりすぎを防ぐ」**

大抵、やる気のある初回のダイエットはうまくいくものです。食事を抜くなど極端なダイエットで、最短で仕事のノルマを達成させるがごとく猛烈に努力し、長期戦というより短期決戦で結果を出したくもなり、成功すれば喜びも大きくなります。もちろんこうしたダイエット法が向くタイプがいることも確かです。ただ心配なのはリバウンドです。ダイエットが成功するとこのプランは終了されてしまい、体重が増え始めたとき、あの辛い食事療法はやりたくない、頑張ればまたすぐに痩せられるから大丈夫！と再スタートを遅らせてしまうこともしばしば見受けられます。こうしている間に生活習慣病に陥ってしまうケースもあります。

急いで減量して結果を出した対象者には、今後、体重を維持するためのアドバイスを、途中介入が可能であればペースダウンを指示することもあります。また、病気予防のダイエットプランであってボディーイメージが優先して無理なダイエットにならないように、対象者の行動変容に注意を払う必要があります。

	遅くまで仕事をする人の食習慣（一例）		夕食を分割した食習慣へ	
13：00	昼食		昼食	昼食は特に制限はないが、栄養バランスを考えると、丼などの一品よりも定食がおすすめ。
18：00	空腹時間		夕食（１回目）	18～19時頃にコンビニのオニギリ、サンドウィッチ、そば・うどんなどの軽食をとる。
23：00	夕食	分食 →	夕食（２回目）	メインディッシュと主食（ごはんなど）に手を出さず、サイドメニューの野菜だけを食べる。
深夜１：00	就寝		食事後は再び空腹にならないうちに就寝	
７：00	起床		起床	
７：30	朝食		朝食	前夜に手をつけなかったメインディッシュや主食を朝食にする。

図■帰宅が遅い人への食習慣の見直し：夕食の分割（Q5参照）

※分食：１日、朝・昼・夕の３食にとらわれず、活動時間が長い場合などは分割した食事（分食）をすすめます。

Q 14

Question

朝食・夕食の欠食、1日1食は痩せるの？

― 食事抜きダイエットの良し悪し

Qの背景 最近、「1日1食で若返り効果あり」「長寿遺伝子に働きかけて老化を防ぐ」などといわれていますが、1日1食生活といった極端なものから1食だけ抜く1日2食のダイエット法もききます。このダイエット、真意はなんでしょうか？

飢餓＝ダイエット？

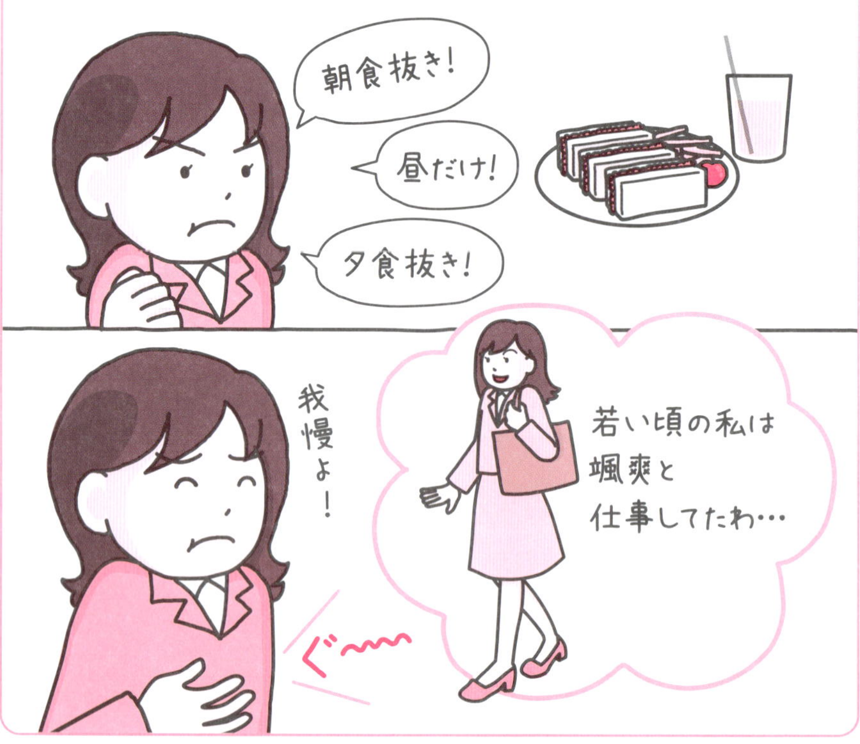
朝食抜き！
昼だけ！
夕食抜き！
我慢よ！
若い頃の私は
颯爽と
仕事してたわ…
ぐ〜〜

Answer ダイエット効果もある。一方、内臓脂肪の蓄積の危険もある

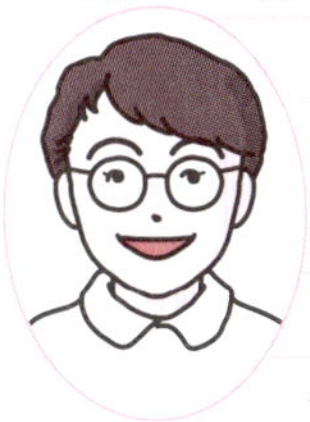

1日1食(実際にはナッツ類などを補食することが多い)にすれば、総カロリー摂取が減りダイエット効果は期待できます。一方で食べたり食べなかったりする人は、毎日食べる人よりメタボリックシンドローム（内臓脂肪症候群）になるリスクが女性では4倍以上、男性では2倍近くに高くなるとの調査結果が発表されています。

解説 染色体の構造には、細胞分裂のたびに短くなる「テロメア」があります。テロメアは加齢とともに分裂を繰り返し消滅すると細胞は死滅します。これが老化のメカニズムです。テロメアは全身にあり減少すると、体力の減退、記憶力の低下、シワが増えるなど老化現象が引き起こされます。一方、老化を遅らせ長寿に働きかける免疫遺伝子：サーチュイン(Sirt1)がこのテロメアを保護し短縮を穏やかにする働きがあることがわかってきました。長寿遺伝子とも呼ばれるサーチュイン遺伝子はエネルギー制限し空腹になると活性化する＝老化を防ぐということから、食事抜きダイエットが注目される要因となったようです。

しかし、飢餓状態となるまでの空腹感に至らなくとも、食後高血糖を防ぐ野菜を先に食べる、咀嚼回数を増やすといった従来のダイエット法でもこのサーチュイン遺伝子が活性化されることもわかっています。1食抜いた反動で他の食事はドカ食いになるようであれば、腹八分目からさらに七分目にまで各食事を減らす1日3食でもいいわけで、なおかつ運動も効果的であるようです。よって自分にあったダイエット法で十分に若返りは期待できるということになります。

エビデンス 食事をすると、膵臓からインスリンが分泌され、ブドウ糖はグリコーゲン、体脂肪に作りかえられますが、消費されやすいグリコーゲンは一定量しか保存できないため食事量が多ければ体脂肪として蓄積されてしまいます。血糖の上がりにくい食品をとり入れると食後高血糖を予防することができます。もちろん総カロリー摂取にも注意は必要です。

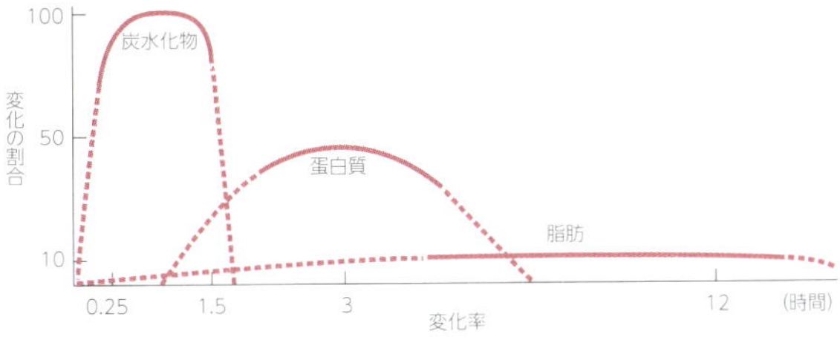

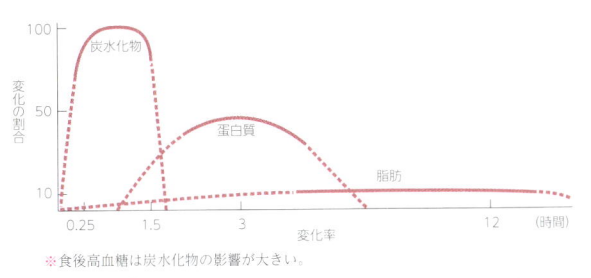

※食後高血糖は炭水化物の影響が大きい。

図 血糖曲線 文献1）より

Q
15

Question

マクロビオティックの効果はあるのですか？

— 玄米菜食で大丈夫？

Qの背景 アメリカでは、マクロビオティックを実践し、美しさや健康を保つハリウッド女優、有名人が多いと聞きます。マクロビオティックを取り入れて痩せすぎることも心配されます。実際のところ、マクロビオティックでダイエットをして健康を害することはないのでしょうか？

流行にのって……

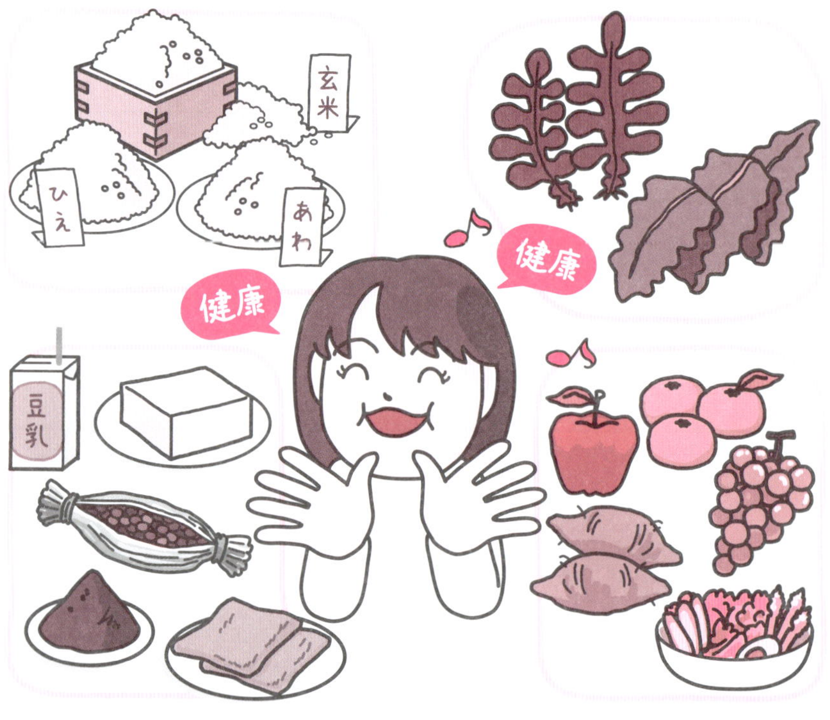

Answer ■効果はあるが、間違った解釈に注意

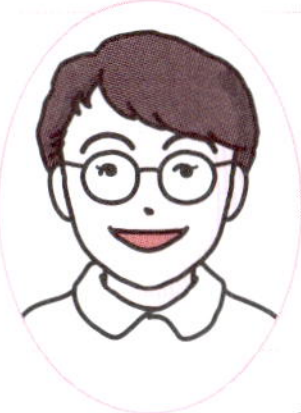

玄米菜食のみに特化し、本来提唱されている栄養バランスよりはるかに三大栄養素、特に脂質が不足したダイエットを優先した活用法で痩せをきたすことがあるので認知に歪みがないよう注意を払う必要があります。また、食欲は血糖値の上昇により視床下部の満腹中枢を刺激することで抑制されます。「GI」(Q16参照)が低い食品にもいえることですが、マクロビオティックの場合も食物繊維が豊富な食品を推奨していることも多く、血糖値の上昇が緩やかな食事になることが多くなります。この食事を早食いしてしまうと、満腹中枢が刺激を受ける前に食事摂取量が増え、引いては大食い、過食の誘引になることも懸念されます。いずれにしても食事はよく噛み、1口30回を目標に、時間をかけて食べ、大食いにならないようにすることも大切です(Q6参照)。

解説 マクロビオティックは、古代ギリシャ語を語源とした、「自然に即した命のあり方」という意味。食材そのものは丸ごとでバランスがとれ，穀物なら精白していない玄米，野菜なら皮や葉にも栄養があり、その食材すべてを摂ることでバランスがとれるという考え方の食事法になります。食材の目安：1日の摂取量の割合は、玄米など未精製の全粒穀物が50 ～ 60%、野菜が25 ～ 30%、豆や海藻が10 ～ 15%、その他（種実類や果物など）が5 ～ 10%とし、食べ物の禁止はないが、肉、卵、乳製品、精製された白砂糖、化学調味料などはできるだけ使用を避けるとしています。ここで注目すべきは、種実類や果物が5～10%の摂取割合であるということ、油は決してゼロではないということ、最大で1日の食品摂取量の1割は油を使うとなると、決して低エネルギーではない、ということです。また、決して玄米菜食と決めているわけではなく、魚も食べるマクロビオティックもあります。野菜は東洋の陰陽の理論にこだわって選びます。いわば、食材をできるだけ自然に近い形でというこだわりをもった食事法といえるでしょう。

豆知識　ロウフード

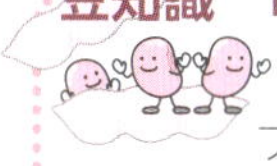

加工されていない生の食材を用いて、極力生で摂取する食生活：ロウフード（raw food）があり、果物、野菜を凍らせて使ったり、これをジューサーにかけて飲む“スムージー”などがあります。野菜を中心にとり、動物性食品は避ける点はマクロビオティックと同じですが、マクロビオティックでは、酵素を取り入れる考えは特になく、火を通して食べることが多いようです。ロウフードは、野菜、果物を生で食べ、酵素を取り入れていきます。

Q
16

Question

野菜を先に食べると痩せるの?

― 低GI(グリセミック・インデックス)食の意味

Qの背景 エネルギー摂取量をマイナスにする取り組みは実践できていなくても、「野菜を先に食べるようにしている」という食行動だけは実践されている対象者がいます。野菜を先に食べるだけで本当に体重が減ったり、体に良い影響があるのでしょうか。どのようにコメントをすべきか悩んでいます。

野菜を先に食べれば万事OK !?

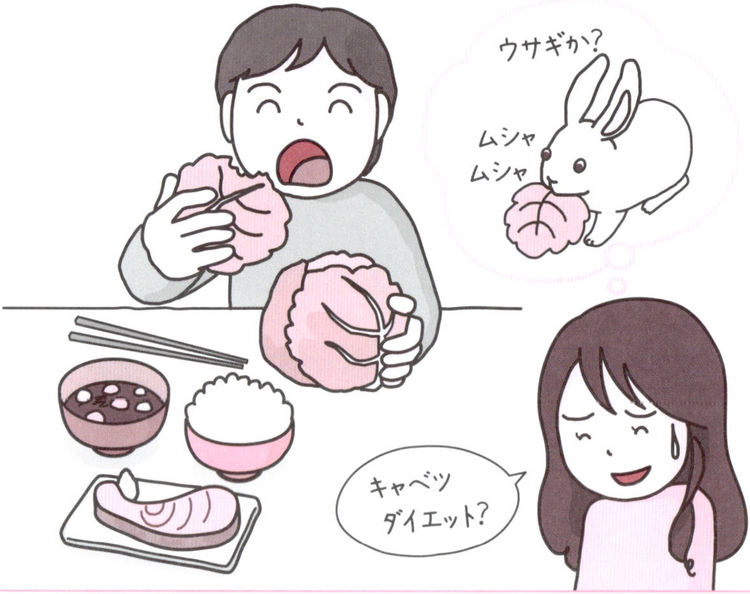
ウサギか?
ムシャ
ムシャ
キャベツ
ダイエット?

豆知識　食物繊維／血糖値と食欲

食物繊維：食物繊維は、糖質のうちヒトの消化酵素によって消化されない、すなわち吸収されない難消化性成分の総称です。便通を整えるほかに、糖質に限らず脂質、コレステロールなどの吸収も妨げる働きがあります。

血糖値と食欲：血糖値と食欲は密接な関係があります。血糖値が上がると満腹感を感じるしくみがあります。主食を食べずに極端な低GI食をしてしまうと、血糖値がなかなか上昇しないために満腹感が得られず、だらだらと食べ続けてしまうということを招くおそれもあります。低GI食は上手に実践する必要があります。

Answer ■インスリン分泌量が少なくすみます

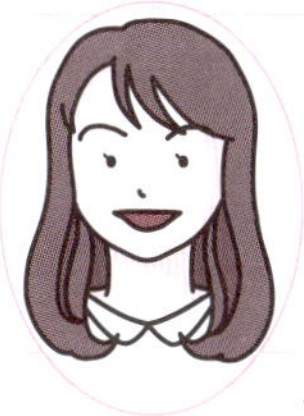

食物繊維が多い食事をすると、消化や吸収の速度が緩やかになります。同じ量のご飯を摂取しても、消化・吸収を抑制するファクターがあれば、血糖値の上昇の程度は低くなります。血糖値の上昇を抑えることができると、中性脂肪の合成を促進するインスリンの分泌量も少なくてすみます。

解説 米飯、パン類、麺類は糖質を多く含む食品ですが、それぞれ血糖値の上昇度合いは異なります。糖質を基準量（50g相当）含む食品（米飯であれば147gに糖質50g）を摂取した後2時間の血糖値の上昇度合いを指数化したものをグリセミック・インデックス（GI）といいます。食品によって血糖値の上昇度が大きければ高GI食品、血糖値の上昇度が小さければ低GI食品と分類されます。低GI食品は、血糖値の上昇度が小さい分、血糖値を下げるホルモン：インスリンの分泌量が少なくてすみます。インスリンは糖代謝の促進、中性脂肪の合成を促進する働きもあるので、低GI食→低インスリン→中性脂肪合成を抑制すると考えられています。ヨーロッパやオーストラリアでは、低GI食が糖尿病の食事療法の一つに位置づけられています。

食品だけでなく、食品の組み合わせ方によってもGIは異なってきます。GIを下げるファクターには、単糖類よりも多糖類、食物繊維が多い、酸や乳製品との組み合わせが挙げられます。食事のはじめに野菜を食べるのも、野菜に含まれる食物繊維を先に摂取するので、後に摂取する糖質や脂質といった栄養素の消化や吸収が抑制され、食事としてのGIが下がるという意味があります。

GIは質に注目した方法です。摂取エネルギー量を適正にしたうえで、実践するのが望ましいです。

エビデンス

表■食品のGIリスト

高GI	70以上	白米、白パン、じゃがいも、ブドウ糖
中GI	56～69	スパゲティ、マカロニなどパスタ、ショ糖
低GI	55以下	玄米など未精製穀類、豆類、果実類・野菜類、乳製品

文献1）をもとに作成。

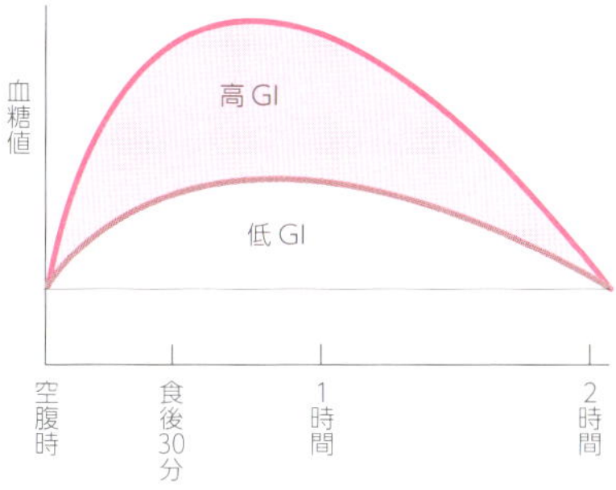

図■高GIと低GIのイメージ

Q 17

Question

特定保健用食品（トクホ）で痩せることはできますか？

— トクホというだけで誤解があるかも

Qの背景 右のマークがついている特定保健用食品（通称：トクホ）は、個々の製品ごとに消費者庁長官の許可を受けており、保健の効果（許可表示内容）を表示することのできる食品ですが、ダイエット効果もありますか？

消費者庁許可
特定保健用食品

トクホだもの！

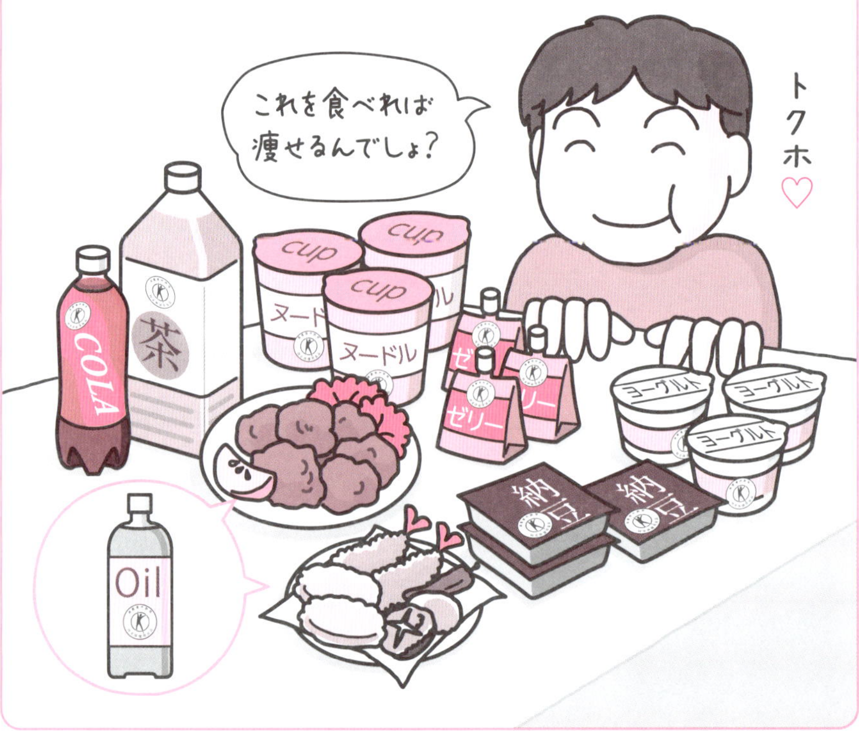

Answer ■間接的には効果があるものも

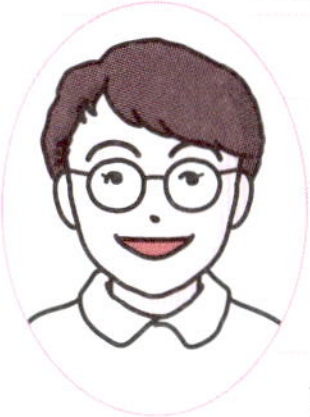

トクホとしてこれまで認められている主な保健の効果の表示は表のとおりです(完全版は巻末資料参照)。あくまで現在の食生活を改善するきっかけとして適切に利用することで一定の効果が得られます。トクホであっても、その食品をとりさえすれば効果が得られるものではなく、食生活にも留意することにより体重減少などの改善が見られるということになります。

解説「トクホ」は「健康食品」とは違い、国が製品として有効性や安全性の審査をし承認された食品です。しかし、医薬品とは違うので、病気の治療のために使用するものではないことに注意してください。食品と違うのは、からだの生理学的機能などに影響を与える成分を含んでいて、血圧、血中のコレステロールなどを正常に保つことを助けたり、お腹の調子を整えるのに役立つなどの特定の保健の効果が科学的に証明されているということです。使用する際には、1日の目安量や摂取の方法などを必ず確認し、守るようにしてください。多量に摂取することによって予防の効果が高くなったり、疾病が治るわけではありません。人によっては、推奨される摂取量以下でも下痢をする等、体調に変化をきたすこともあります。また、トクホに「食生活は、主食、主菜、副菜を基本に、食事のバランスを」の文言の表示が義務づけられています。日常の食生活の見直しを忘れずに。

表■これまでに認められている主な保健の効果の表示（完全版はP.139）

表示内容	保健機能成分（関与成分）
お腹の調子を整える食品	オリゴ糖類、乳酸菌・ビフィズス菌類、食物繊維　他
コレステロールが高めの方に適する食品	大豆たんぱく質、キトサン、低分子アルギン酸ナトリウム、リン脂質結合大豆ペプチド、サイリウム種皮、植物ステロール　他
血糖値が気になる方に適する食品	L-アラビノース、グァバ葉ポリフェノール、難消化性デキストリン、小麦アルブミン、豆鼓エキス
血圧が高めの方に適する食品	カゼインドデカペプチド、かつお節オリゴペプチド、わかめペプチド、サーデンペプチド、ギャバラクトトリペプチド、杜仲葉配糖体

豆知識　特定保健用食品（トクホ）は表示に注意、「条件付き」もある

■条件付き特定保健用食品制度

特定保健用食品のうち、これまでの特定保健用食品として許可を受ける際の科学的根拠のレベルには届かないものの、一定の有効性が確認されている食品の場合、「○○を含んでおり、根拠は必ずしも確立されていませんが、△△に適している可能性がある食品です」のように科学的根拠が限定的であることがわかる表示をすることを条件に許可されています。条件付き特定保健用食品には、右図の許可証票がつけられます。

■特定保健用食品（規格基準型）

特定保健用食品のうち、これまでの許可件数が多く科学的根拠が蓄積したと考えられるものについて、規格基準が定められています。この規格基準を満たしているとして許可されたものを特定保健用食品（規格基準型）といいます。

第２章　引用・参考文献

Q09

1）村本あき子ほか：特定健診・特定保健指導における積極的支援の効果検証と減量目標の妥当性についての検討．肥満研究 16 (3) 182-187, 2010.

Q14

1）アメリカ糖尿病協会、池田義雄監訳：糖尿病教室パーフェクトガイド, p.60, 医師薬出版, 2001.

Q16

1）ジェニー・ブランド・ミラーほか, 青木真理訳：やせる！ 低 GI ダイエット, マキノ出版, 2002.

第3章

栄養素と検査値

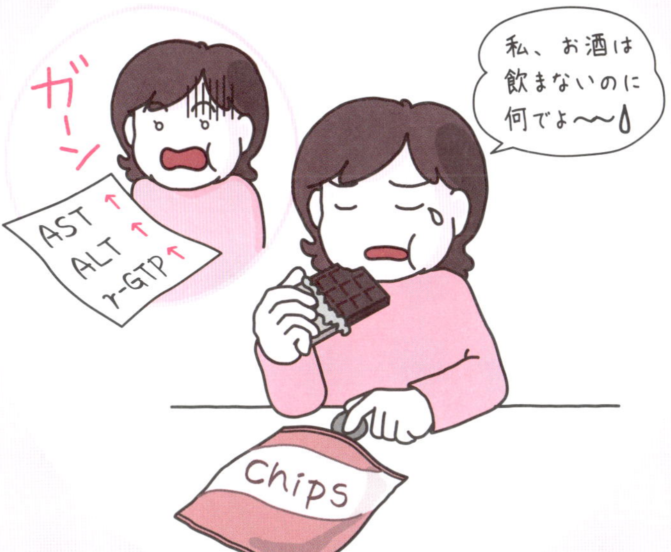

Q 18

Question

野菜ジュースは野菜の代わりになる？

— 1日分の野菜がこれ1本!?

Qの背景 1日に必要な野菜の量（両手のひら一杯分、350g）を毎日摂るのは容易ではありません。特に外食が多い人では、野菜の摂取量が少なくなりがちです。「昼食に野菜ジュース1本追加」というプランを作成するときがありますが、野菜ジュースは野菜を摂っていることと同等の栄養的価値があるのか疑問です。「1日分の野菜がとれます」という表示は本当でしょうか？

あやしい……

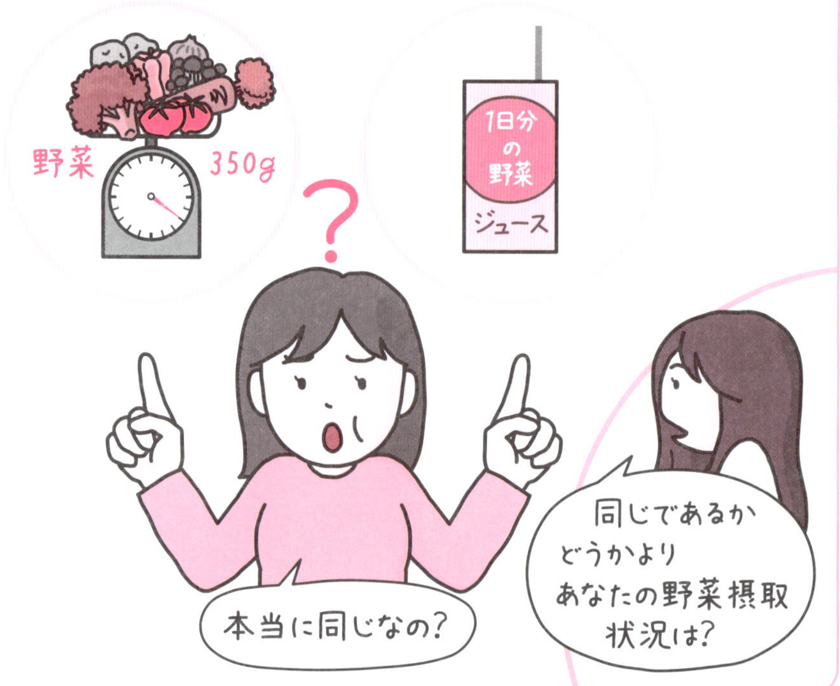
野菜
350g
1日分
の
野菜
ジュース
?
本当に同じなの?
同じであるか
どうかより
あなたの野菜摂取
状況は?

Answer ■野菜ジュースは、不足分を補う意味で活用する

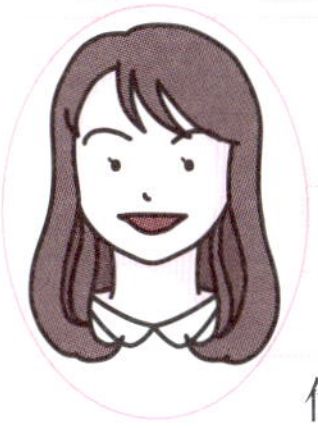

日本人の野菜類の摂取量は減少傾向にあり、生活習慣病予防ために設定されているカリウムや食物繊維の目標量に及ばない現状があります。野菜ジュース1パックには、その不足分をちょうど補うことができる量が含まれています。野菜の代わりというよりも、不足分を補うという意味で利用するのがよいでしょう。

解説 野菜からは、カリウムなどのミネラル、ビタミン類、食物繊維などの栄養素を摂取することができます。

近年、日本人の野菜摂取量は減少傾向にあり30歳代239.1g、40歳代255.6g[1]（図）。これに伴いカリウムの平均摂取量も減少してきており、食事摂取基準の目標量（男性2,800㎎、女性2,700㎎）には届いていません。カリウムは体内の余分な塩分を排泄し、降圧作用があると知られています。また、食物繊維は、それ自体が消化吸収されない点を利用して、余分なコレステロールを吸着して排出したり、糖質の急な吸収を抑える働きがあります。したがって、野菜の摂取不足によるカリウムや食物繊維の摂取不足は、高血圧や脂質異常、高血糖といったメタボを改善したい人にとって積極的に食生活改善したい点の一つです。

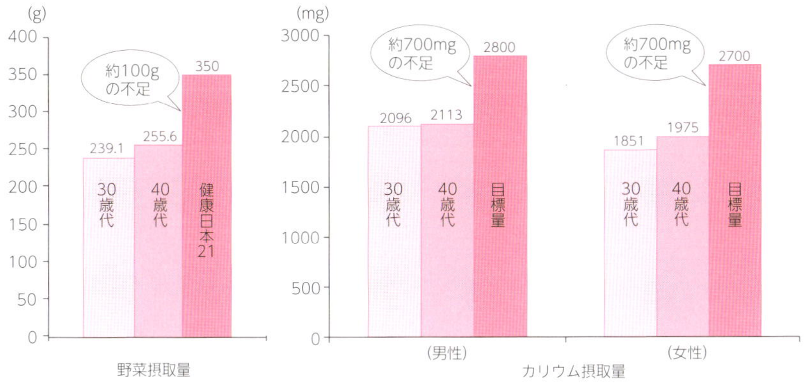

文献1）より

図■日本人の野菜摂取量・カリウム摂取量

カリウムは魚介類・肉類、加工食品からも摂取できますが、エネルギーや塩分の摂取量を増やさずにカリウムを摂取するには、野菜類、海藻類、イモ類、種実類を食事に摂り入れるのが賢明です。また、外食が多い人（1日1回以上利用する人）では、外食をほとんど利用しない人に比べて野菜の摂取量が50g近く少ないという結果も示されています[2]。

野菜ジュース1パックには、730～820mgのカリウムが含まれています。したがって、野菜ジュースを野菜等からのカリウム摂取不足を補うのに利用できるとよいのではないでしょうか。

エビデンス

野菜ジュースは、中身の野菜により各種の栄養素を含みます。カリウムや食物繊維のほかにもビタミンCやビタミンK、葉酸などのビタミン、ホウレンソウや小松菜を多く含んでいると鉄やカルシウム、トマトやカボチャなどを多く含んでいると糖質の含有量が多めになります。糖質を含んでいるということは、エネルギーがあることになります。

一方、果汁とのミックスタイプも最近は種類豊富に販売されています。果物ジュースとのミックスタイプは、野菜ジュース100%に比べてカリウムの量は少なく、エネルギーが高めです。飲み過ぎるとエネルギーの過剰摂取につながることもあるので注意が必要です（表）。

表■野菜ジュースの栄養成分（エネルギー、カリウム、食物繊維）の比較

野菜ジュース各製品 200ml の栄養成分		エネルギー	糖質	食物繊維	カリウム
A	野菜汁 100%	75	15g	2.3～4.0g	730mg
B	野菜汁 100%	76	13.3g	2.4g	820mg
C	野菜汁 50%＋果汁 50%	67	15.7g	0.3～1.4g	330mg
D	野菜汁 50%＋果汁 50%	82	19.5g	0.2～1.3g	320mg
E	野菜汁 50%＋果汁 50%	85	20.3g	0.1～1.2g	300mg
F	野菜汁 49%＋果汁 49%＋食物繊維 2%	76	17.3g	4.2g	240mg

豆知識　5 A DAY

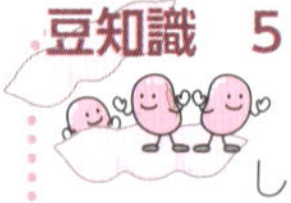

5 A DAY（ファイブ・ア・デイ）は1991年にアメリカで提唱されました。病的な肥満や生活習慣病、がんなどの増加に歯止めをかけるために、「野菜や果物を1日に5サービング（皿）以上食べましょう」というものです。5 A DAYの「野菜」には、野菜ジュースも含まれています。

Column DASH食—低ナトリウム・高カリウム食—

日本人の食塩の平均摂取量は、年々、減少傾向にあるものの、依然として1日10gを超しています（平成23年国民健康栄養調査結果)。食塩（塩化ナトリウム）は、40%がナトリウム、60%が塩素です。高血圧等で減塩しようとする場合、ナトリウムの摂取量を減らそうということになります。ナトリウム摂取量(mg)×2.54／1000をかけると食塩量(g)を換算できます。1日に摂取するナトリウムのうち、実際に調味のための食塩やしょうゆは一部にすぎません。食品に自然に含まれるナトリウムもありますが、ナトリウム摂取量のうち多くを占めるのは加工された食品に由来するものです。

食塩摂取量を減らすためには、ナトリウムを多く含む食品を知ること、ナトリウムを排泄する働きのあるカリウムを多く含む食品を知る必要があります。DASH食は、Dietary Approaches to Stop Hypertensionの頭文字をとったもので、低ナトリウム／高カリウム食を実践する方法として米国で提唱されました。DASH食のポイントは、果物や野菜を毎食2～3サービング、低脂肪乳製品を多く摂取すること、そして、脂肪、菓子、甘味飲料の摂取を減らすことです。DASH食は血圧を下げることに加えて、食物繊維やマグネシウムの摂取量が増えることから血糖値やインスリン抵抗性にも影響を与え、脂肪（特に飽和脂肪酸）の摂取量が低くなることから脂質プロフィールを改善することが報告されています。

表■高ナトリウム食品

1. 燻製、加工、塩漬けの肉や魚
   ハム、ベーコン、コンビーフ、ソーセージ、アンチョビ、ツナ缶、カニ缶、干物、練り製品など
2. 肉エキス、固形ブイヨン、ミートソース
3. 塩味のスナック類
   ポテトチップス、プレッツェル、塩味のナッツ、ポップコーン、クラッカー、塩せんべいなど
4. 調味料類
   食塩、みそ、しょうゆ、ウスターソース、ケチャップ、市販のサラッドレッシング、マスタード、ピクルス、漬物、佃煮など
5. インスタント・レトルト食品、冷凍食品、缶詰スープ
6. チーズ（プロセスチーズ）

参考文献
1) Lowering Your Blood Pressure With DASH.(NIH Publication)
2) http://www.nhlbi.nih.gov/health/public/heart/hbp/dash/new_dash.pdf
3) L.キャスリーン.マハンほか，木村修一・香川靖雄監修：食品・栄養食事療法事典，産調出版，2006.

Q 19

Question

栄養素の摂取不足はサプリメントで補えばいいんでしょ？

―― バランスよく考えて食べるのは大変そうだから
サプリメントですませたい人への対応

Qの背景 減量するためには、食べなければよいと考える人が多くいます。その人たちは、栄養素の足りない分を「サプリメントで補えばいいのでしょ？」といいます。本当にそれでよいのでしょうか？　また、飲まなくてもよい食生活にもかかわらずサプリメントをたくさん飲んでいる人も気になります。

足りてないといけないから……

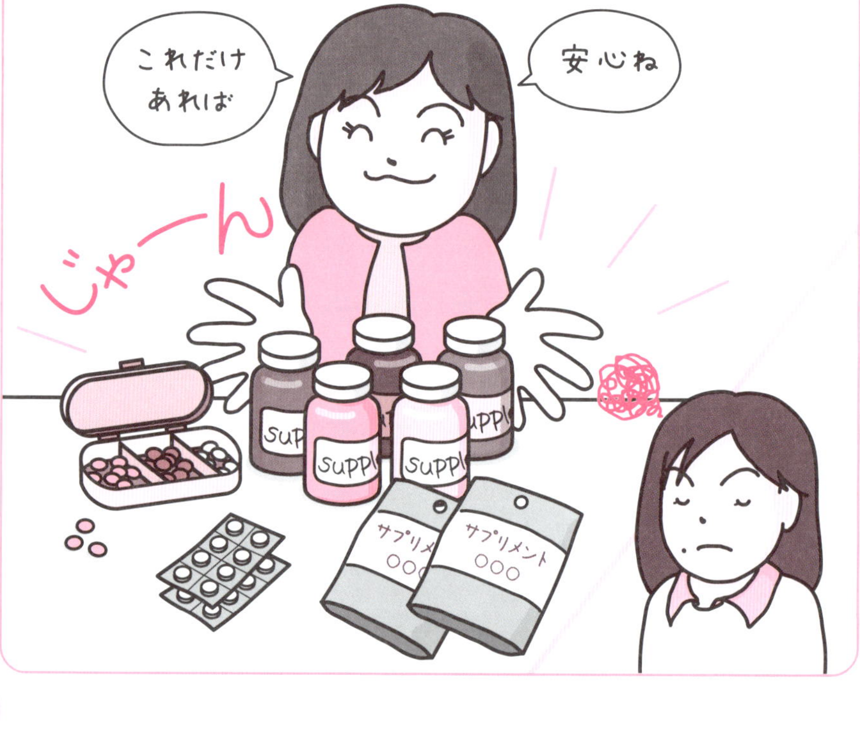
これだけ
あれば
安心ね
じゃーん
サプリメント
○○○

Answer ■補助としてはOK！　むやみに飲むのはNG！

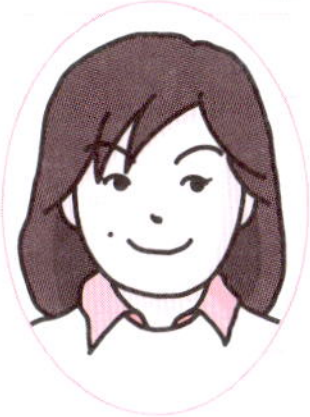

サプリメント（栄養補助食品）は、食事から必要量を摂取できない場合、足りない栄養を選んで摂取するためのものです。むやみにたくさん飲めばよいというものではありません。むしろ過剰摂取は、身体を害します。また、健康増進のために飲むものでもありません。健康食品との違いをしっかり把握しましょう。

解説 厚生労働省では、「健康食品と呼ばれるものについては、法律上の定義はなく、広く健康の保持増進に資する食品として販売・利用されるもの全般を指しているものです。そのうち、国の制度としては、国が定めた安全性や有効性に関する基準等を満たした「保健機能食品制度」があります」としています。こうした健康食品とサプリメントとは区別して扱うべきです。また、サプリメントは栄養素自体を摂取することができるものをいい、食材の抽出エキスは栄養素ではないため、健康食品はサプリメントとはいいません。食事内容と食べる量が適正で、体内での栄養素の活用を熟知している方であれば、自分の判断でサプリメントを飲むことができます。しかし、知識がない方の場合は、過剰摂取にならないように指導者がきちんと情報提供しましょう。サプリメントの利用を判断する条件と例を参考資料としてp.140に示しました。

エビデンス サプリメントを選ぶときにその栄養素の摂取が科学的な根拠に基づいているかを判断することが重要です。図を参考にしてください。また、さまざまな栄養素の情報源として食事摂取基準があります。食事摂取基準を理解し、指導に役立てましょう。

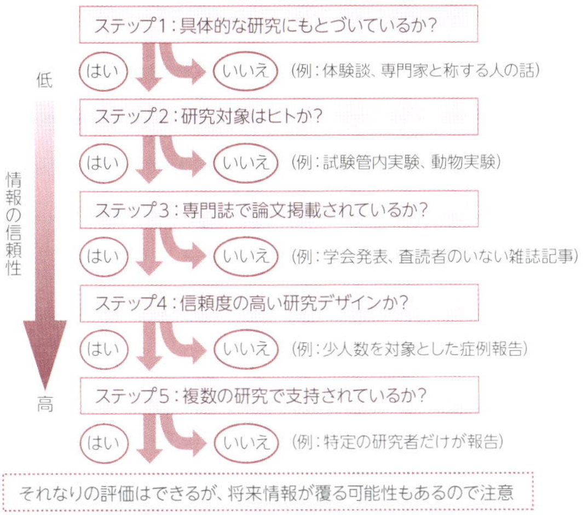
ステップ1：具体的な研究にもとづいているか？
はい
いいえ
（例：体験談、専門家と称する人の話）
ステップ2：研究対象はヒトか？
はい
いいえ
（例：試験管内実験、動物実験）
ステップ3：専門誌で論文掲載されているか？
はい
いいえ
（例：学会発表、査読者のいない雑誌記事）
ステップ4：信頼度の高い研究デザインか？
はい
いいえ
（例：少人数を対象とした症例報告）
ステップ5：複数の研究で支持されているか？
はい
いいえ
（例：特定の研究者だけが報告）
低
情報の信頼性
高
それなりの評価はできるが、将来情報が覆る可能性もあるので注意

文献1）より

図■健康情報の信頼性を考えるうえでのフローチャート

Q 20

Question

お酒（アルコール）のカロリーって少ないんですよね？

— カロリー的には、いくら飲んでも大丈夫？

Qの背景 ワインのような果実酒、日本酒のような醸造酒より、焼酎、ウイスキー、ブランデーのような蒸留酒のほうが糖分を添加されない分、低カロリー？　それとも蒸留酒はアルコール度数が高いから高カロリー？　実際のところ、どちらが正しいのでしょう。

エンプティー？

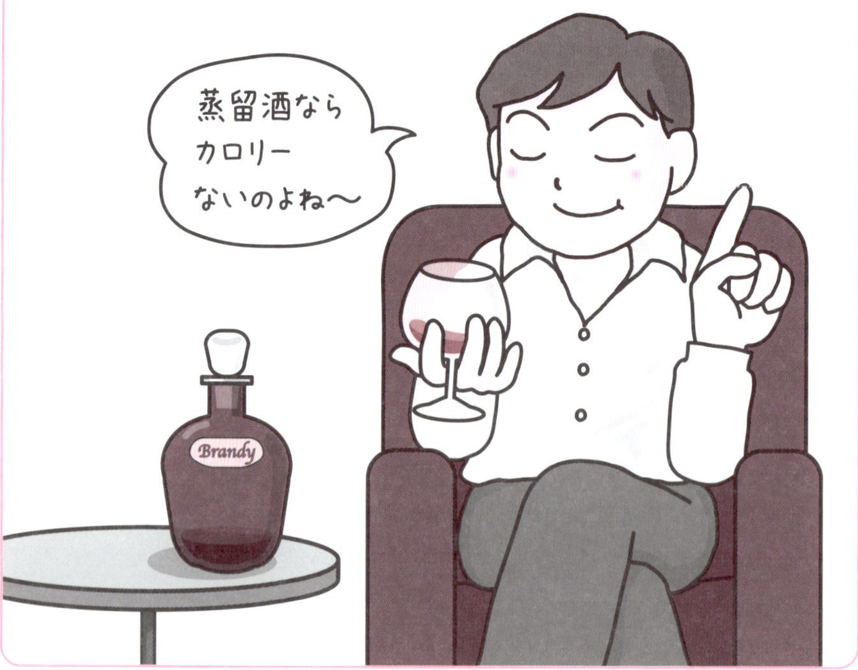
蒸留酒なら
カロリー
ないのよね〜
Brandy

Answer ■種類を問わず、飲みすぎれば太る

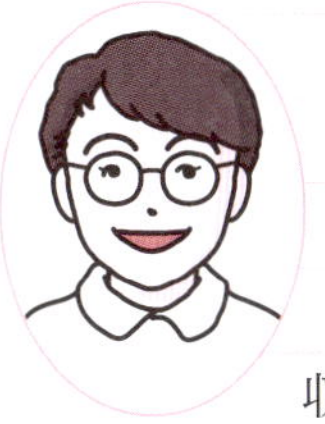

アルコール1g当たりのエネルギー(カロリー)はどの種類でも7kcalとなります。アルコールが代謝される際にもエネルギーとして消費されるためエンプティーカロリーと言われますが、消費されるのは微量で7割つまり5kcalは体内に吸収されます。そして消費されなければ、血中では中性脂肪となり、ひいては内臓・皮下脂肪として貯蔵されてしまいます。

また、アルコール 1 %当たりのエネルギーで比較するとビール、日本酒が高くなりますが、100 mL 当たりのエネルギーでみると蒸留酒が高くなります。次に、飲酒するときの 1 杯分に換算するとエネルギーにばらつきがみられます(表)。つまり、アルコール度数も注意しながら、焼酎の場合であれば何でわるのか (水なのか、果汁なのか等) によってもエネルギー摂取量は変わるわけです。

表■お酒のアルコール度数とカロリー

お酒の種類	平均的なアルコール度数	アルコール1%当たりのエネルギー	100mL当たりのエネルギー	1杯分のエネルギー
赤ワイン	12%	約5.8 kcal	約73 kcal	88 kcal グラスワイン（120 mL）
ビール	5.0%	約8.4 kcal	約42 kcal	183 kcal 中ジョッキ（435 mL）
日本酒	15%	約7.0 kcal	約105 kcal	189 kcal 1合（180 mL）
焼　酎	25%	約5.6 kcal	約140 kcal	252 kcal 1合（180 mL）
ウイスキー	40%	約5.8 kcal	約237 kcal	71 kcal シングル（30 mL）

※平均値を表記しましたが、甲類（無味無臭のもの）より乙類（原料の風味がするもの）のほうが低エネルギーです。

エビデンス お酒で摂取したエネルギーが優先的に消費されるため、おつまみ分のエネルギーは消費されにくく、体内に残り太りやすくなります。また、お酒は食欲を促進させます。酔いの程度によっては気持ちがゆるみ飲みすぎ食べすぎてしまうことはよくあることです。飲酒の機会が多い場合、おつまみは、揚げ物などの高エネルギーのものは避け、刺身、豆腐、おひたしなどたんぱく質、脂質、炭水化物の栄養バランスを考えたいところです。また、漬物、珍味など塩分のとりすぎにも注意が必要です。お酒の飲み方も何を選びどのようなスタイルで飲むのかによってもエネルギーは大きく変わります。もちろん飲みすぎれば確実に体重増加につながります。

Q 21

Question

飲酒習慣がないのに肝機能の数値が高いのはどうしてですか？

— エネルギーオーバーと肝機能の関係

Qの背景 近年、食事の西欧化や、車社会のために肥満や運動不足による生活習慣病の原因となる脂肪肝の頻度が増加しています。お酒を飲まないのに発症する病態である非アルコール性脂肪性肝炎（NASH）とはいったいどういう病気の可能性を秘めているのでしょうか。NASHを放っておけば、がんになるのでしょうか。

なぜ……？

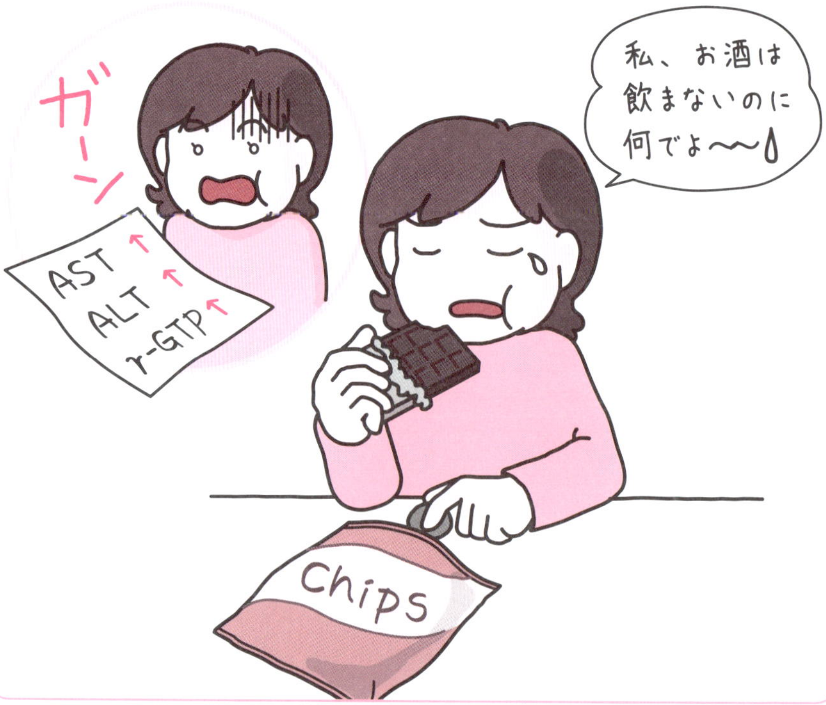

Answer ■エネルギーオーバーが原因

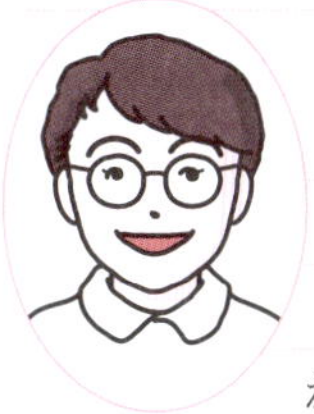

通常、体内に取り入れられた栄養は、肝臓の中で利用できるエネルギー源であるブドウ糖へと変化し全身に送り出されます。しかし、消費しきれなかったエネルギー源が肝細胞に溜まると「脂肪肝」になります。食生活の改善がなされなければ、脂肪肝→非アルコール性脂肪性肝疾患（NAFLD）→非アルコール性脂肪性肝炎（NASH）→原発性肝臓がん（HCC）発生も報告されています。肝臓は「沈黙の臓器」として知られ、再生能力も高いため、自覚症状が出たときには、病状が悪化していることが多いです。

解説 肝細胞に中性脂肪が過剰に蓄積した状態の肝障害を「脂肪性肝疾患（FLD）」と総称しています。アルコール性肝障害に類似した肝病変「非アルコール性脂肪性肝疾患（NAFLD）」といいます。「非アルコール性」とは飲酒習慣がないか、1日1合（ビール大瓶1本以下）を飲む人を指します。アルコール性肝障害に非常によく似た病理組織像をもつ点に注目し，脂肪性肝炎であるが、アルコール性肝障害とはまったく違う独立した疾患として分類しています。一般的なNAFLDの中で約20％がNASHであり、その中の20％が肝硬変のステージまで進行すると言われています。また、痩せているから安心ではなく、ダイエットで細くなった女性でも栄養バランスを崩して脂肪肝になると、同じように病期（ステージ）は進行していきます。

エビデンス NASHでは、肥満、糖尿病、脂質異常症および高血圧症などの生活習慣病を合併することが多く報告されています。NAFLD、NASHの主要な基礎的病態としてインスリン抵抗性が注目されます。インスリン抵抗性に肥満や運動不足が加わり、生活習慣病の一症状として脂肪肝が発症するという概念です。最初になされるべき食事療法の実際は糖尿病食に準じた食事となります。運動もエネルギーを燃焼させると同時に筋肉量を増加させることでインスリン抵抗性を改善するために重要です（Q26参照）。

豆知識　インスリン抵抗性

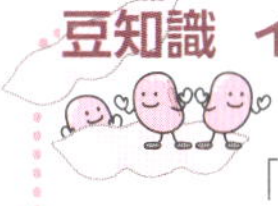

インスリンが分泌されているにもかかわらず、その働きが悪いことを、「インスリン抵抗性がある」といいます。インスリン抵抗性があると肝臓へのブドウ糖の取り込みが悪くなり、一方で肝臓から、ブドウ糖が血液中に放出されやすくなります。また、血液中のブドウ糖を、筋肉組織や脂肪組織に取り込んで、エネルギーとしてうまく利用することができなくなるため、多量のブドウ糖が血液中にあふれ、血糖が上昇します。他にも生活習慣病をドミノ倒しのように引き起こしていく最初のコマとなるのがインスリン抵抗性です。

Q 22

Question

お酒（アルコール）で病気になるの？休肝日の効果はあるんですか？

― 大量飲酒は危険

Qの背景 これまでの研究では、日本人男性で1日当たり平均1合（日本酒換算）を超える飲酒で、総死亡、がん、脳卒中、自殺のリスクが高くなると報告されました。いずれも調査時点での対象者の年齢が日本人の平均寿命前であることから、お酒は飲んでも1日当たり日本酒換算で1合までが適量であり、それ以上の飲酒習慣はさまざまな疾患や寿命前の死亡の原因となっていると考えられます。

つまみは漬物で十分飲める

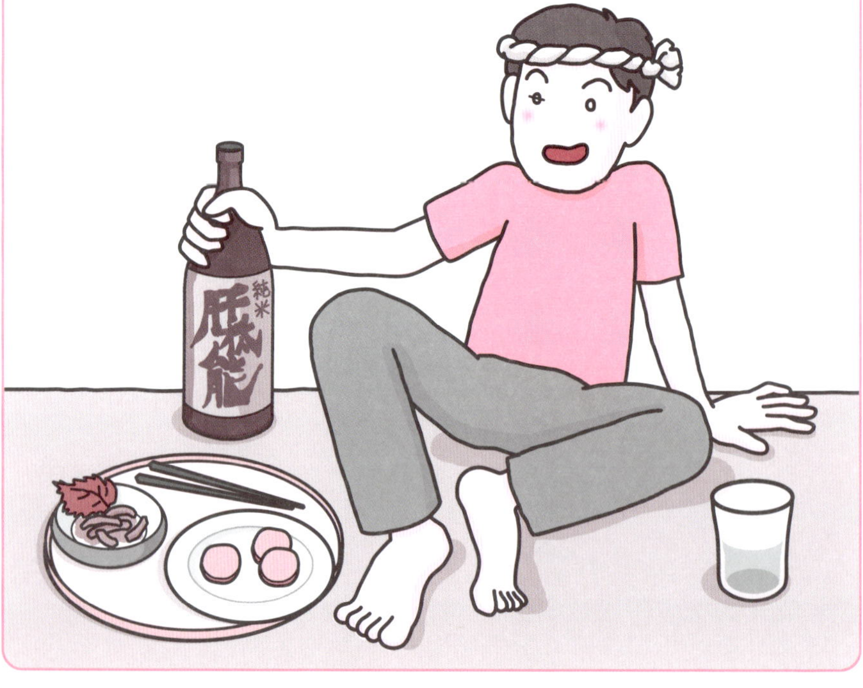

Answer ■「休肝日」がある場合とない場合で死亡リスクは変わる。お酒を飲む人は休肝日を作り飲み過ぎないことが大切

休肝日の効果はあります。アルコールが体内から排泄されるまでに2～3日かかるので、休肝日は少なくとも2日間作るのがよいです。また、休肝日は総飲酒量を減らすという観点からも重要です。決して休肝日を作ったから他の日は飲酒量を増やしていいというものではありません。

解説 肝臓は栄養分などを取り込んで身体に必要な成分に換える「代謝」、胆汁に排出する「排泄」、不要な物質を解毒する「解毒」の働きをしています。この解毒機能がアルコールの分解に関わってきます。

体内に入ったアルコールは、約20%が胃から、その他の大部分が小腸から吸収されます。吸収されたアルコールは血液に溶け込んで全身へと拡散された後、最終的に肝臓へと運ばれます（1）。肝臓では、アルコール分の90%が代謝されます。このときに主にアルコールを代謝するのはADH（アルコール脱水素酵素）です。ADHによって、アルコールはアセトアルデヒドに分解されます。アセトアルデヒドは、お酒を飲んだときに顔が赤くなったり、動悸や吐き気、頭痛などの原因となる物質です（2）。アセトアルデヒドを分解して酢酸にする酵素がALDH2（アセトアルデヒド脱水素酵素2型）です。肝臓で分解しきれなかったアルコールは肝静脈を通って心臓に送られ再び肝臓に戻って分解されます（3）。酢酸は無害な物質で、全身を巡るうちに水と炭酸ガスに分解されて汗や尿、呼気として身体の外に出ていきます（4）。

毎日大量にアルコールを摂取すると、肝臓は働き続けなければならないので休むことができません。日本酒換算で3合/

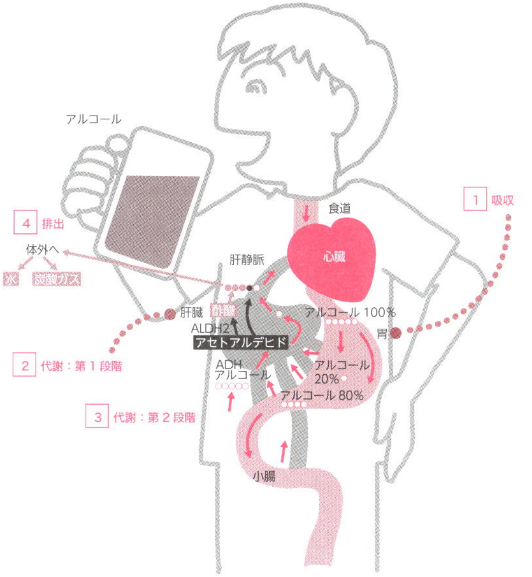

図■アルコール代謝の経路　　文献1）より

A 22

日以上の大量飲酒が長期習慣化されることで引き起こす肝障害をアルコール性肝障害と呼びます。度を超えた飲酒を長期間続けると脂肪肝から次第に肝臓の線維が増加して肝線維症という症状になっていきます。さらに肝硬変へと進展すると浮腫や腹水、黄疸、食道静脈瘤などを認め、この状態となると禁酒しても完治が難しく、肝不全となり致命的となる場合があります。目安として日本酒換算で５合/日以上を10～15年間継続すると肝硬変になる確率が非常に高くなると報告されています。

豆知識　酔いからさめるのにかかる時間

アメリカのNational Institute of Healthという政府の研究機関は飲酒に対するリスクの基準を明確に示しています。下のグラフは中年男性がビール350 mLを1、2本飲んだ場合の、血中アルコール濃度の変化を示したものです。１本のビールを飲んで吸収、分解し、排泄されるまでには２～３時間かかるということがわかります。もちろん代謝には個人差があるため、何時間経過すれば必ずアルコールが抜ける、ということは一概にいえませんが、アルコールを代謝するスピードには数時間かかることは確かですので、飲むスピードが速ければ、酔いも早くなりますし、深夜までお酒を飲んでいた場合、寝不足であれば、翌日にはまだ抜けていないことにもなります。また、一般的に女性は男性よりも、さらに代謝に時間がかかります。

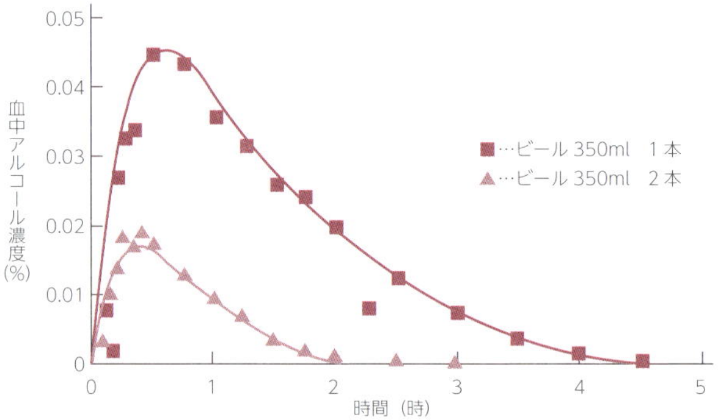

図■血中アルコール濃度の変化　　文献 2）より

Question

和食にすると コレステロールは 下がりますか？

― 魚は世界で注目される健康食材

Qの背景 一人暮らしの若い人に、朝食はパン派、昼食は麺類が多く、ケーキやアイスを間食にして、夕食は肉料理をおかずにした食事という食生活パターンの人がけっこういるように思います。日本人なのに、実は和食を食べる機会が少ない現状。海外では和食が健康食として注目されていると聞きますが、和食にはどのようなメリットがあるのでしょうか？

立場が逆転……？

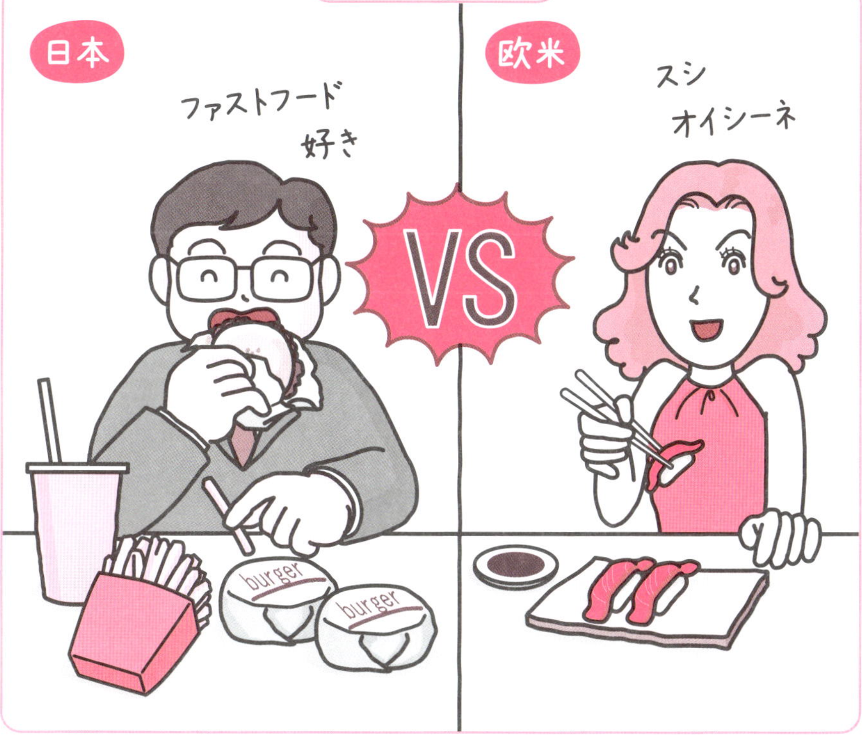
日本
ファストフード
好き
VS
burger
burger
欧米
スシ
オイシーネ

A23

Answer ■油を使わない料理と魚が和食のメリット

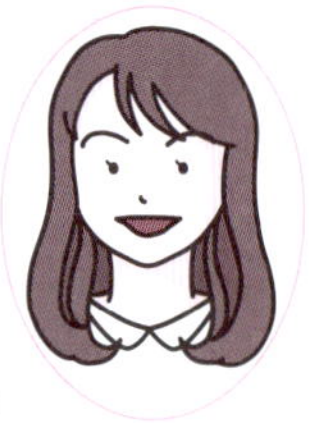

和食は、米飯を主食とし、煮物・酢の物・焼き物など油をあまり使わない料理が多いです。また、魚の油に多く含まれるEPA（エイコサペンタエン酸）やDHA（ドコサヘキサエン酸）は、肉類の油に多く含まれる飽和脂肪酸の代わりに摂取すると、血清中性脂肪やコレステロールを下げます。味噌やしょうゆも和食に必須の調味料ですが、塩分の取りすぎに気をつけましょう。

解説 日本人の食生活は、脂質の摂取量が増加している傾向があります。食事摂取基準では脂質エネルギーは25%未満を目標量としていますが、脂質エネルギー比が30%を超える人の割合は男性20.7%、女性28.5%と報告されています[1)]。和食は油を使わない料理が多いので、脂質の摂取量を抑えることができると考えられます。

和食のもう一つの特徴は、魚料理が多いことです。魚に含まれる油は、肉類に含まれる油と構造が異なります。魚の油も、肉類の油も中性脂肪で、1g 9kcalのエネルギー源になります。中性脂肪（グリセロールと脂肪酸が結合したもの）の脂肪酸は、炭素鎖の構造によって飽和脂肪酸と不飽和脂肪酸に分類されます。肉類の脂質には飽和脂肪酸が多く含まれており、血中のコレステロールを高める一方、魚に多く含まれるエイコサペンタエン酸（EPA）やドコサヘキサエン酸（DHA）というn-3系不飽和脂肪酸は、血清中性脂肪やコレステロールを低下させます。高コレステロール血症と指摘された人は、コレステロールを多く含む食品（卵など）を控えると同時に、1日1食は魚料理を主菜とする食事がすすめられます。

表■脂肪酸の特徴

脂肪酸の炭素鎖	二重結合が0個	二重結合が1つ	二重結合が2つ以上
脂肪酸の分類	飽和脂肪酸	一価不飽和脂肪酸	多価不飽和脂肪酸
機能	動物性脂肪に多い。血中のコレステロールを増加させる。（コレステロールが多いのではなく、コレステロールを上げてしまう飽和脂肪酸）	オリーブオイルに多く含まれる。酸化されにくい。血中のHDLコレステロールを下げずに、LDLコレステロールを下げる。	n-3系脂肪酸：エイコサペンタエン酸（EPA）、ドコサヘキサエン酸（DHA）魚油に多く含まれる。血中のコレステロールや中性脂肪の低下作用、抗血栓作用などによる抗動脈硬化作用、抗炎症、抗アレルギー作用。

エビデンス

n-3系脂肪酸を多くした地中海食の影響

地中海食では、脂質エネルギー比が38％と高かったが、不飽和脂肪酸が多いことにより、HDLコレステロールを低下させずに総コレステロールとLDLコレステロールを低下させたことを示しています。

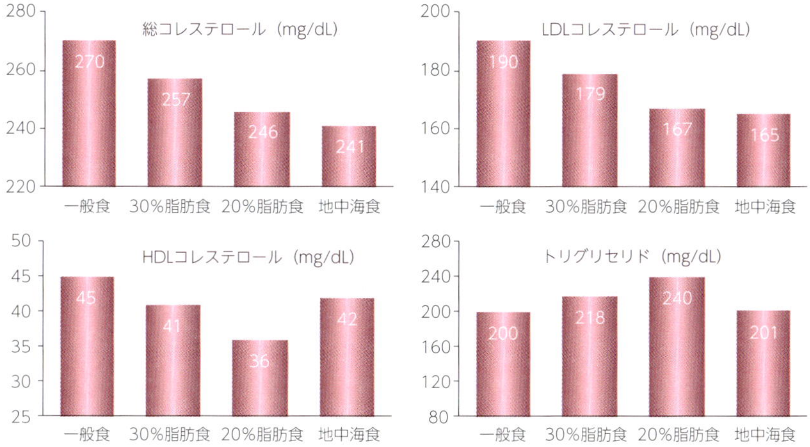

図■n-3 系脂肪酸の介入試験結果　　文献 2）より

豆知識　地中海ダイエット／トランス型脂肪酸

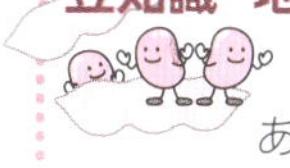

地中海ダイエット：疫学調査等により地中海地方の住民は高脂肪食であるにもかかわらず心疾患の頻度が低いことから、地中海ダイエットとして注目されています。地中海食は地中海でとれる魚介類、オリーブオイルを使用した料理、適量のワイン摂取が主な特徴です。

トランス型脂肪酸：マーガリンやショートニングなど水素添加して製造されたものには、トランス型の二重結合をもつ不飽和脂肪酸が多く含まれます。トランス脂肪酸は、LDLコレステロールを増加させ、心疾患のリスクを高めるとされ、その製品を販売規制する国が増えてきています。

Q 24

Question

脂肪を摂りすぎないためには？

― 隠れた油脂を探せ！

Qの背景 女性の対象者に多いケースで、野菜中心の食生活で、油は調理にほとんど使わないという方がいます。食事に気をつけているらしく、エネルギー摂取量を減らすポイントを見つけられません。油脂の摂取について、見落としやすい食品や料理について教えてください。

脂肪摂ってないもん

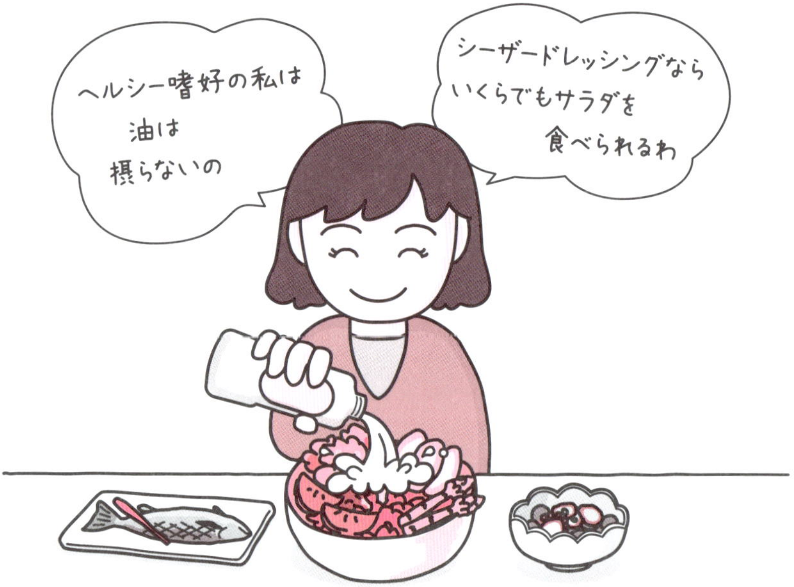
ヘルシー嗜好の私は
油は
摂らないの
シーザードレッシングなら
いくらでもサラダを
食べられるわ

豆知識　必須脂肪酸

中性脂肪はグリセロールと脂肪酸が結合したものです。脂肪酸のうちリノール酸、リノレン酸、アラキドン酸は、生体膜の正常な機能発現などに必要であるにもかかわらず、体内で合成されないため食事から摂らなければなりません（必須脂肪酸）。油脂の摂取量が過度に不足とならないようにしましょう。

Answer ■高エネルギー食品の摂取状況をチェック

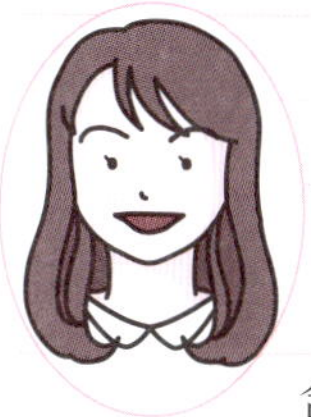

脂質は1g 9 kcalのエネルギー源になります。糖質の1g 4 kcalに比べれば、少量でも高カロリーになりえます。調理用油だけでなく、普段の食卓ではバター、サラダのドレッシング、肉の脂身、ルーやソース、クリームや洋菓子にも脂質は含まれており、高カロリーになりやすいポイントとして見落とすことがあります。食事内容を聞き取る際に、高エネルギー食品の摂取状況をチェック項目として設定すると、見落としを避けられます。

解説 日本人の食事摂取基準では、習慣的な脂質エネルギー比は25%未満にするように示されています（30歳以上の目標量）。しかしながら、国民健康栄養調査の結果（平成17年）によると、脂質エネルギー比25%以上の人は47%、その割合は女性のほうが男性より高率です。外食の機会が多い人は、塩分とともに油脂類の摂取量も多くなりやすいでしょう。

脂質の摂取としてわかりやすいのは、揚げ物やドレッシングです。飲み会や外食の頻度が多い人の場合、揚げ物に注目した目標設定も効果的です。野菜を多く摂るためにサラダをよく食べる人では、サラダの量と比例してドレッシングから高エネルギーを摂取している場合があります。ノンオイルドレッシングやポン酢などに変えるという提案をします。ルーやソース、洋菓子は、バターや植物性油脂（ショートニングなど）を使用することから高エネルギー食品になります。

高エネルギー食品のチェックリストやカロリーブックなどを指導媒体として用いることによって、対象者自身の気づきや学習を促したり、アセスメントにおいて把握漏れを避けることができます。

表■脂質が多い食品

食品	目安量	脂質	エネルギー	変更案
バター	1かけ 10g	10g	90kcal	パン食をごはん食にする
ドレッシング	大さじ2	12g	120kcal	ノンオイルタイプにする
カレールー	1人前 100g	34g	500kcal	食べる頻度を制限する
アジフライ	1枚	12g	200kcal	食べる頻度を制限する（1日1回、2日に1回）
鶏のから揚げ	4個（125g）	28g	370kcal	
カルビ肉	焼肉1皿 100g	48g	520kcal	ロース肉、ひれ肉、ホルモンにする
シュークリーム	1個 80～90g	15～20g	200～300kcal	食べる頻度を制限する 大福（和菓子）にする
牛乳	1杯 200mL	7.6g	140kcal	飲む量を制限する（水代わりに飲まない、1日1杯まで）

※脂質、エネルギーについては、五計食品成分表をもとに算出した。

Q 25

Question

塩分を摂らないようにしているけど、血圧が下がらないのはなぜ？

― 高血圧の人への食事アドバイス

Qの背景 料理を薄味に調理したり、減塩しょうゆを使用するなど、塩分を摂りすぎないように気をつけていらっしゃる方がいます。高血圧の遺伝的素因もあるようで、どの程度まで塩分制限を徹底する必要があるのか指導していても迷ってしまうときがあります。高血圧が気になる人への食事のアドバイスとして塩分制限以外のことがあれば教えてください。

教えてください……

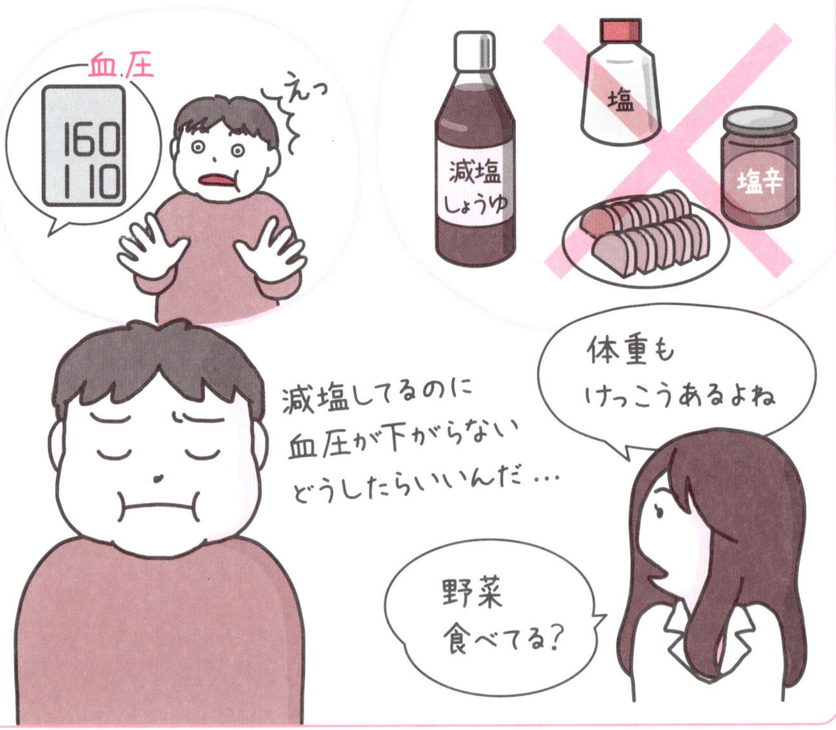
血圧
160
110
えっ
減塩
しょうゆ
塩
塩辛
減塩してるのに
血圧が下がらない
どうしたらいいんだ…
体重も
けっこうあるよね
野菜
食べてる?

Answer ■カリウム摂取不足と過体重に対応

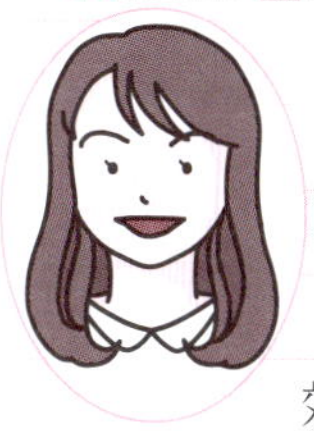

高血圧の人では塩分摂取量を減らす食事が必要です。ただし、高血圧は減塩だけで改善されるとは限りません。余分な塩分を排泄する働きのあるカリウムを野菜・果実類から摂取したり、過体重や肥満の人は、体重を減らすのも血圧改善の効果があります。

解説 高血圧の人では減塩が必要です。日本人の食生活は、しょうゆ・味噌による調味や塩蔵食品が多く用いられるので、米国諸国に比べて塩分摂取量は多いです。日本高血圧学会の目標値１日塩分６g未満を実践するには、汁物は１日１杯以下であること、しょうゆや漬物の摂取を控え、加工食品を利用する際にはナトリウム量を確認することが必要です。

下図をみると、塩分摂取量を減らすことによる血圧の改善は、実際には２～５mmHgの変化であるので、個人だと改善したとは気づきにくいかもしれません。一方、カリウムは余分な塩分を尿中に排泄するように促す栄養素です。カリウムは野菜類、果実類、イモ類、豆類、種実類に多く含まれていますが、加工で失われやすいです。外食や加工食品の利用が多い人は、積極的にカリウムを摂取するとよいでしょう。

また、肥満の人では、血液循環量が多かったり、内臓脂肪の影響により高血圧を引き起こしやすくなります。体重を４～５kg減らすことで、血圧が改善するといわれています。高血圧の人には、減塩に加えてカリウム摂取、さらに肥満の人であれば数％の減量のための食事アドバイスを加わえてみてはいかがでしょうか。

エビデンス

412名を無作為にコントロール食とDASHダイエット食に30日間配置した研究で、塩分摂取量が低いほど、血圧は低値を示し、DASHダイエット（低ナトリウム・高カリウム食）を実践する群ではコントロール食に比べて低い血圧レベルで、同様の傾向を示しました[1)]。

（参考 ➡ Q18 コラム P.53）

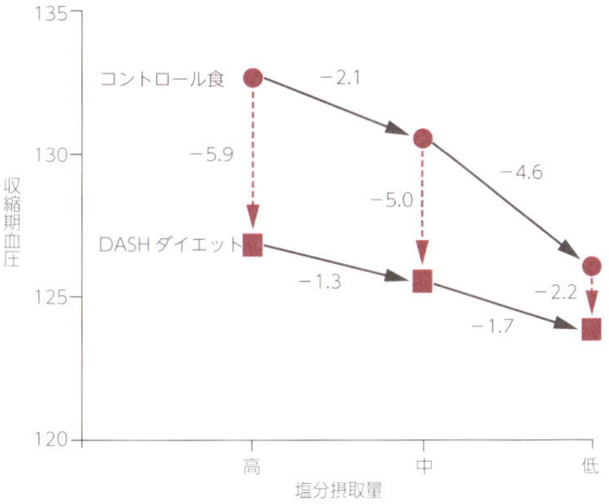

図■塩分摂取量と収縮期血圧　文献1）より

豆知識　減塩しょうゆ

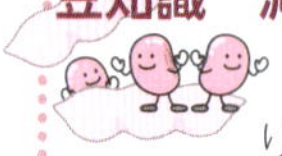

減塩しょうゆ：「減塩」と製品に表示する場合、100g（100mL）あたりナトリウム120mg以下であることが栄養表示基準によって定められています。減塩製品の多くは、塩化ナトリウム（塩分）を減らす代わりに塩化カリウムで風味を補っています。減塩製品はナトリウムは0mgではなく、多く摂取すればナトリウムの絶対摂取量が増えるだけでなく、カリウムの過剰摂取にもなりうるので注意が必要です。

第３章　引用・参考文献

Q18

1）厚生労働省：平成 23 年国民健康栄養調査報告書，2013.
2）厚生労働省：平成 17 年国民健康栄養調査報告書，2009.

Q19

1）(独)国立健康・栄養研究所監修、坪野吉孝・健康・栄養食品アドバイザリースタッフ・テキストブック．第一出版，2007.

Q22

1）サッポロビール株式会社 HP (http://www.sapporobeer.jp/tekisei/shikumi/taisha.html)
2）「Alcohol Alert」National Institute on Alcohol Abuse and Alcoholism

Q23

1）厚生労働省：平成 22 年国民健康栄養調査報告書，2012.
2）Sacks FM, Katan M: Randomized clinical trials on the effect of dietary fat and carbohydrate on plasma lipoproteins and cardiovascular disease. Am J Med,113;9,13-24,2002.

Q25

1）Sacks FM et al.: Effects on blood pressure of reduced dietary sodium and the dietary approaches to stop hypertension (DASH) diet. The N Engl J Med, 344(1), 3-10, 2001.

第4章

運動の基礎

脂肪1kg あたりのエネルギー消費量は?

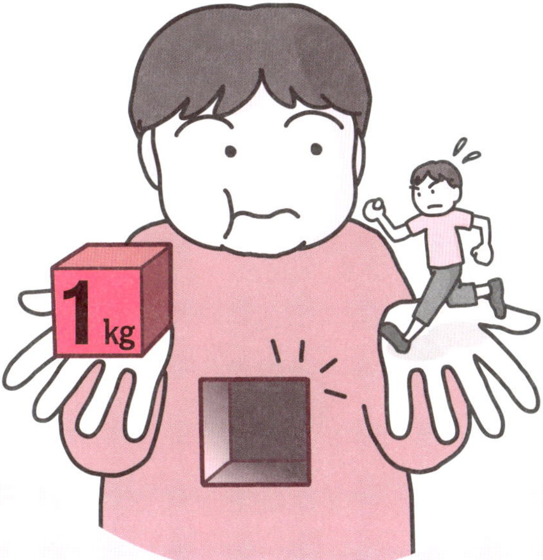

Q 26

Question

痩せるのに運動は必要ですか？

—食事だけで痩せることへの警鐘

Qの背景 体重や体脂肪の量は、食べることによるエネルギーの摂取と体を使うことによるエネルギー消費のバランスで決まっています。摂取より消費が多ければ痩せ、逆に少なければ太るわけです。よくプチ断食や1食抜きダイエットなど単に食べる量を減らす方法で痩せるという話を耳にしますが、エネルギー消費量が著しく減るわけですからまず間違いなく痩せるでしょう。一方で、ここでの質問は、ただ痩せるだけでなく「健康的」に痩せるために運動が必要ですか？　という意味で考えてみましょう。

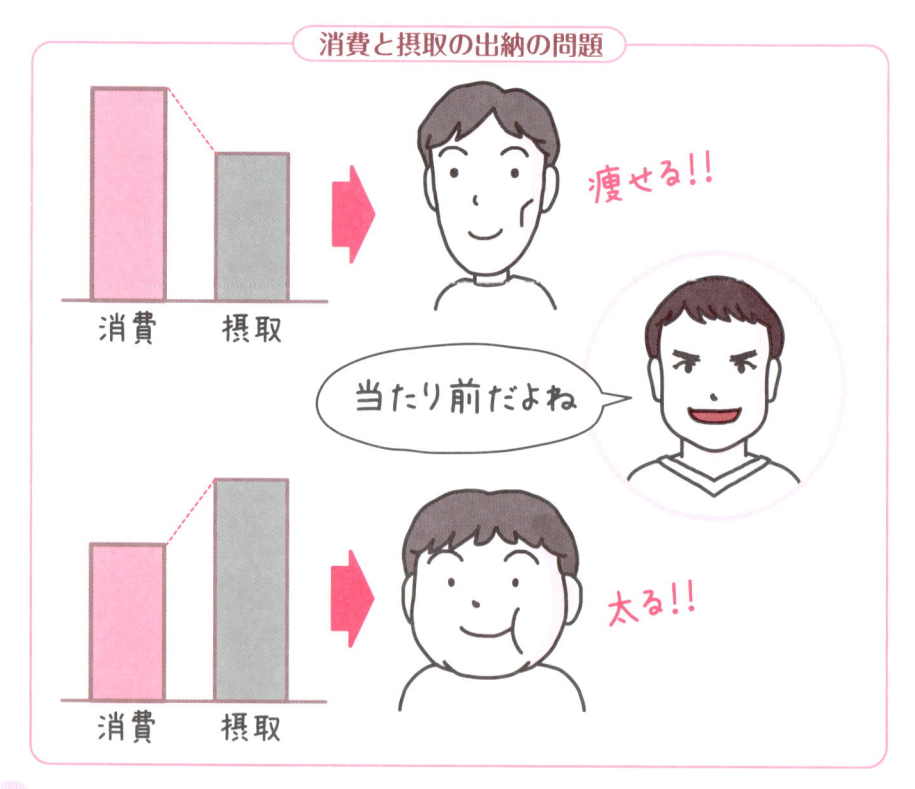

消費と摂取の出納の問題

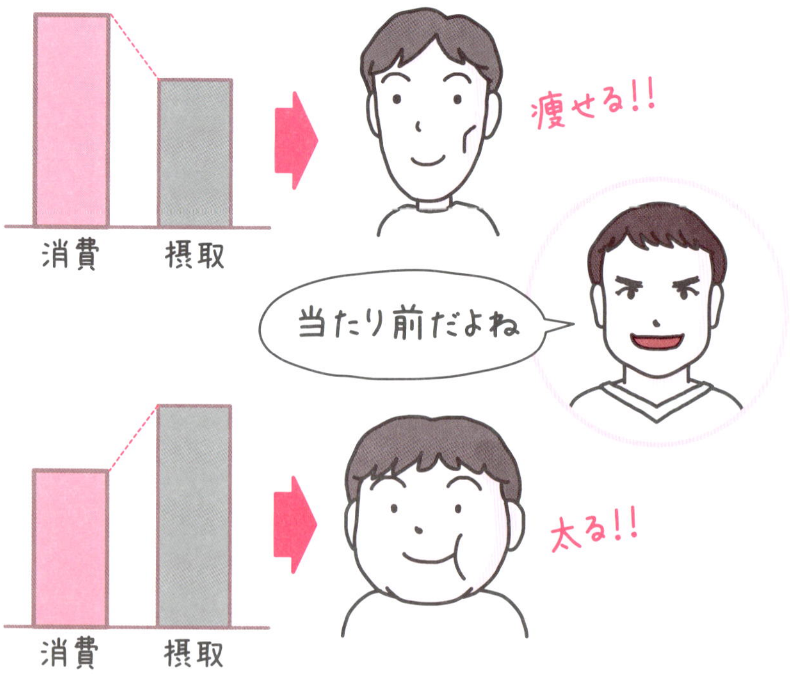

Answer 食事制限＋運動が大切！

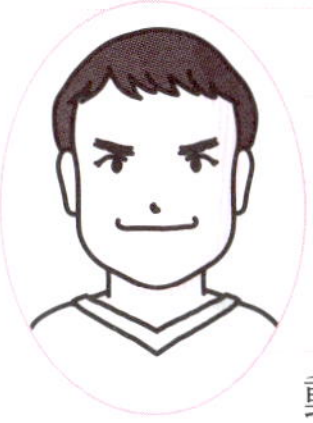

運動をしないで痩せると、脂肪とともに筋肉も一緒に減ってしまうので、体力が低下してしまいます。さらに、それに伴い基礎代謝が減るため、太りやすい体質になってしまい、リバウンドの可能性も高くなってしまいます。したがって、運動しないで食事を減らすだけで痩せるのは、すすめられることではありません。

解説 運動にはさまざまな効果が期待されます。

●脂肪燃焼効果

運動はエネルギー消費量を高め、体に貯まった脂肪を燃やします。立っているだけでじっと座っているときの2倍、歩く：3～5倍、ジョギング：6～10倍、筋トレ：3～5倍のエネルギーを使います。

●体力向上効果

筋肉を動かし、強く大きくします。筋肉は使わなければ萎縮し、使えば肥大します。

●代謝改善効果

体を動かすと心臓がドキドキしますが、これは交感神経の働きが活発になるからです。運動が終わったらドキドキも収まりますが副交感神経の作用です。座ってばかりの生活ではこのような自律神経の動きが少なく、神経も働きを弱めてしまいます。運動には神経を鍛える効果もあるのですね。

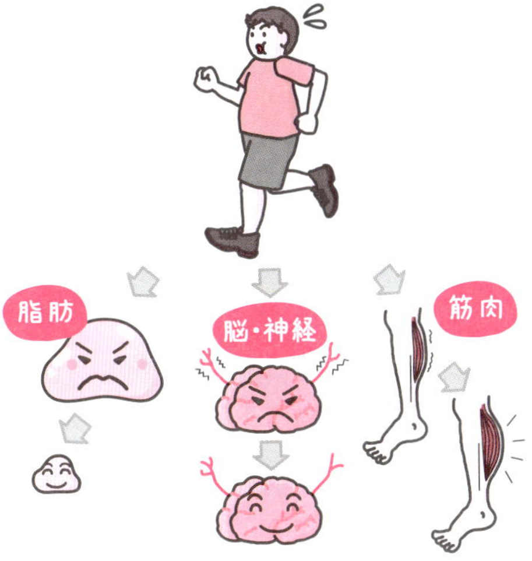

図 運動の効果

豆知識　生活活動でも痩せます

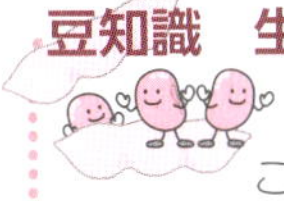

走ったり、スポーツしたり、フィットネスクラブで運動したり……、こうした運動ばかりでなく、家事をしたり、通勤や買い物で歩いたり、休みの日に庭の手入れをするなどの活動でも痩せることができます。このような活動を「生活活動」といいます。運動 ＋ 生活活動 ＝ 身体活動という式で表されますが、身体活動すべてに減量効果・健康増進効果があります（参考 ➡ Q32）。

Q 27

Question

20分以上運動を続けないと脂肪が十分燃焼しないと聞きましたが？

—脂肪燃焼のヒミツ

Qの背景 運動で皆さんが望むことの一つに、体脂肪が減って痩せたり、スタイルが良くなったりすることがあると思います。運動は疲れるし面倒なので、できれば効果的に多くの脂肪を減らしたいと考えるのが人情です。運動時間と脂肪燃焼の割合が関係していることは事実です。だから、脂肪燃焼に効果的な運動継続時間あるいは実施方法を知りたいですね。

効果的なのは……

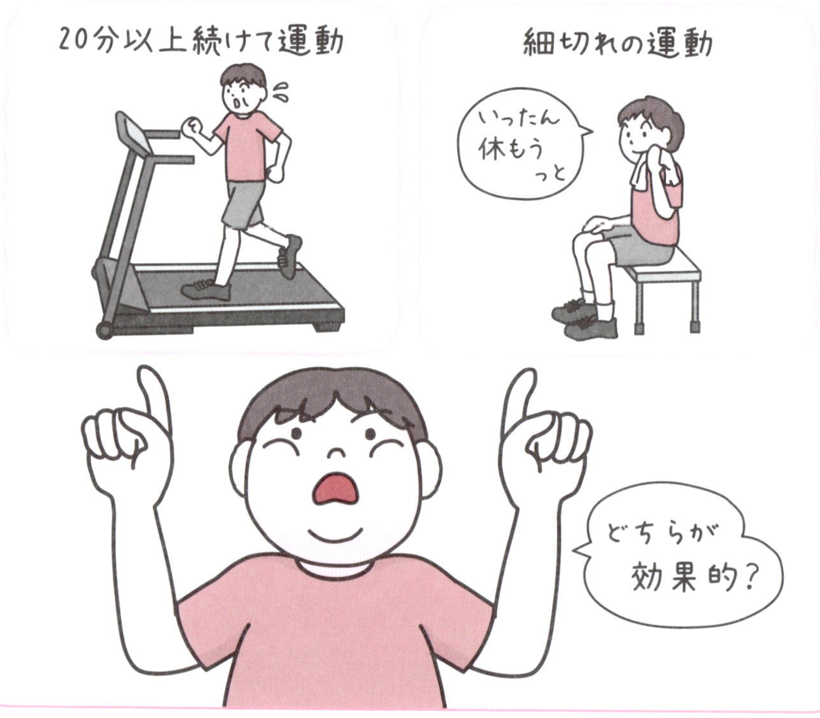
20分以上続けて運動
細切れの運動
いったん休もうっと
どちらが効果的？

Answer ■20分続けてでも、合計20分でも効果は同じ

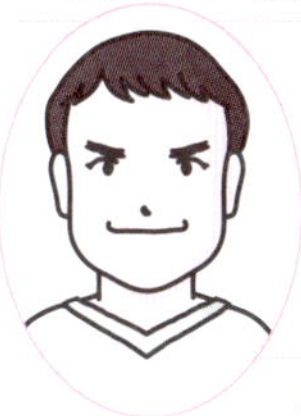

運動の開始当初は糖がエネルギー供給の大部分を担っていて、脂肪が徐々に増えて、およそ20分後に最大となりそれが継続されます。だとすると5分の運動を4回に分けて休憩を挟みながらやるよりも、20分続けてやったほうが効果的だと考えられますが、効果に大きな差はがないことが最近の研究からわかってきました。続けて行うことにこだわらず、やれる時にやって、合計の実施時間が同じになれば良いのです。

解説 運動に必要なエネルギーは脂肪と糖から供給されます。糖よりも脂肪が多く燃えたほうが痩せるのに効果的だと考えるのは当然ですね。ただしこれは、運動中だけの代謝を考えた場合です。運動後や運動と運動の間の休憩時に、意外と多くの脂肪が動員されています。最近の特殊な研究では、30分につき5分の運動を17回行う場合と、40分と45分の運動を2回行う場合、同じ強度でも前者で脂肪利用量が多いことが示されています。その他の研究でも継続運動と間欠運動に差がないことが示されています（参考 ➡ Q43）。

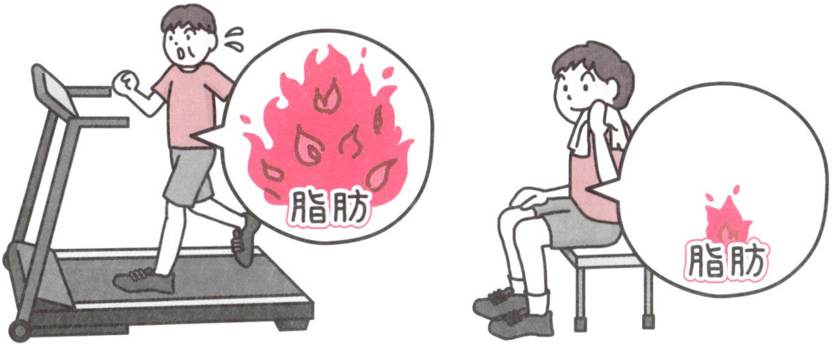

図■休憩中も脂肪燃焼

豆知識　EPOCに注目！

EPOC（エポック）とは「excess of post-exercise oxygen consumption」すなわち運動後過剰酸素摂取量（エネルギー消費量）のことです。運動後には体がポカポカした状態が続いたり、なかなか呼吸が回復しなかったりします。これは、運動中だけでなく運動後も代謝が亢進していることを示しています。運動中だけでなく、運動後の代謝も考えて、減量などに取り組む必要があるかもしれません。

Q 28

Question

1kg痩せるには どれくらいの身体活動・運動が必要？

— 一口に 1 kg って言うけれど……

Qの背景 1日や2日の努力で簡単に痩せるものではないことは、多くの方が知っています。したがって、少なくとも1か月あるいは1年くらい時間をかけて、しかも計画的に体重を減らさなければなりません。どのくらい食事を減らし、どのくらい身体活動・運動を増やしてエネルギー出納（エネルギー摂取量とエネルギ消費量の差）をマイナスにするかを計画しなければなりません。体重1 kgあたりのエネルギー消費量はどの程度でしょうか？

1kg = ??? kcal

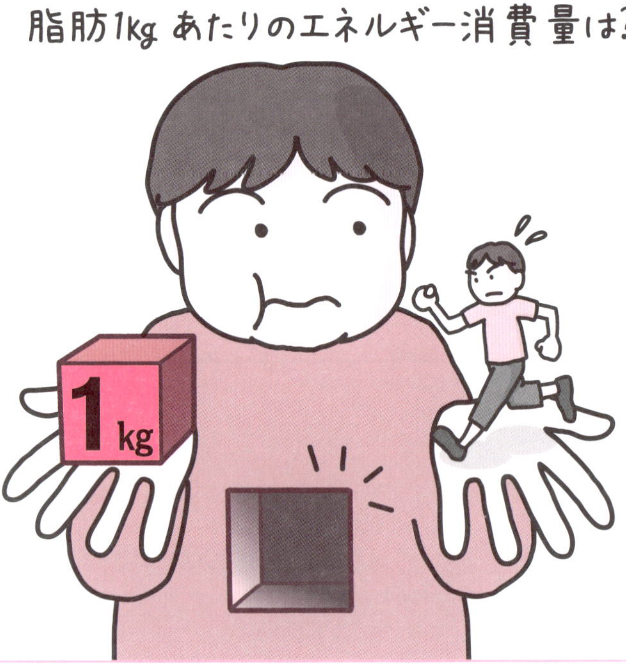
脂肪1kgあたりのエネルギー消費量は?
1kg

Answer ■1 kg痩せるのに7,000kcal！

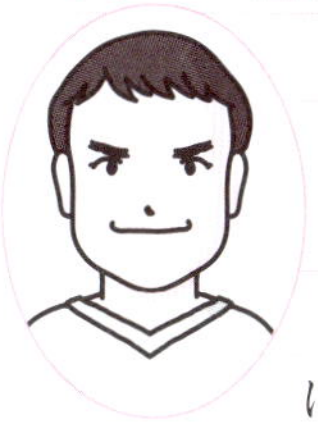

1 kgの体重減には－7,000 kcalのエネルギー出納が必要です。80 kgの人が7,000 kcalを消費するためには、7,000 kcal ÷ 80 kg=87.5メッツ・時の身体活動・運動が必要。メッツ・時とは強度の単位であるメッツ（安静時を1としたときに何倍のエネルギーを使っているかという値）に時間（時）をかけた身体活動量の単位です。4メッツの速歩ならば約29時間に相当します。1か月なら毎日1時間早歩きしないと1 kg減らないということです。1 kg減らすのは大変ですね……。

解説 1 kgに相当する身体活動量や運動量の時間は以下の式で算出されます。

時間（h）＝7,000kcal÷体重（kg）÷［強度（メッツ）－1］

注：メッツから1を引くのは安静時のエネルギー消費量を抜くためです。

80 kgの人の場合、強度別で以下のような時間の身体活動・運動が必要となります。

3メッツ程度の、ゆっくり歩き、洗濯物干し、掃除機がけなどをすると、44時間

4メッツ程度の速歩などを行うと、30時間

6メッツ程度のジョギングなどを行うと、17.8時間

8メッツ程度のサッカーなどを行うと、12.5時間

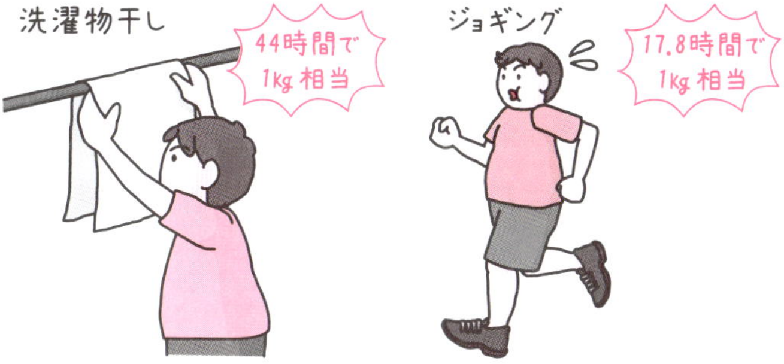
洗濯物干し
44時間で
1kg相当
ジョギング
17.8時間で
1kg相当

豆知識　食事と運動のバランスが大切

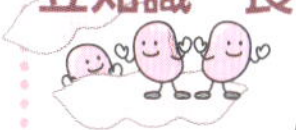

体重1 kg減らすためには、「缶ビールを60本我慢する」「缶コーヒー（70 kcal）なら100杯を無糖に変える」とか……飲食を我慢するのも結構大変ですね。減量は「食事だけではダメ、運動だけではムリ」と言われています。食事と運動のバランスで減量に取り組むことが重要です。

Q 29

Question

運動をするなら、朝と夜のどちらが効果的ですか？

―あなたは朝型？　それとも夜型？

Qの背景 忙しい現代人。なかなか運動する時間を取れない方も多くいます。朝なら時間が取れる方、夜でないと時間が取れないという方、さまざまだと思いますが、そのなかで運動をするとしたら、より最適な時間帯というものはあるのでしょうか。

朝と夜では……？

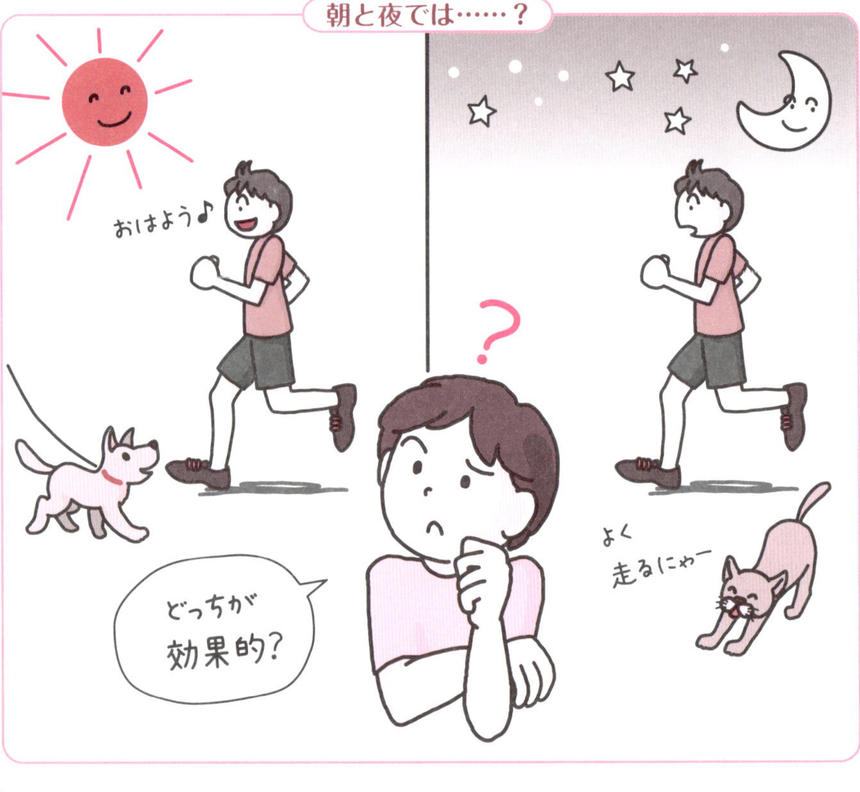
おはよう♪
どっちが
効果的?
よく
走るにゃー

Answer ■目的によって、効果の出る時間帯は変わる！

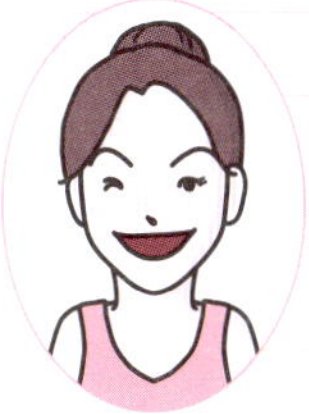

運動の目的によって、効果的な時間帯があります。人の１日の体温や血圧の変化、食事や睡眠などの生活リズム、そして、血圧改善、血糖値改善、減量などの目的によっても変わります。なかなかできない運動なので、やれるときにやってしまうのも手かもしれませんね。

解説 体温は24時間周期で、早朝に最も低く、夕方に最も高くなります。運動パフォーマンスは体温が高い夕方に大きくなることと視界の良い、明るい時間を考えると、一般的には午後３時〜5時くらいの運動が安全で効果的だと考えられます。

一方、運動の目的別に考えると、効果的な時間帯は変わります。

◆血糖値が高い方…血糖値が上昇する食後１時間くらいに運動する

血糖値がピークを迎える食後１時間後くらいに、運動でも家事でも体を動かすことで、筋肉への糖の取り込みを促し、血糖値を下げる効果があります。

◆血圧が高い方…血圧が安定している状態で運動する

血圧も24時間周期で日内変動しています。明け方から早朝にかけて徐々に上がり、夕方から夜にかけて下がります。早朝は避けたほうがよいでしょう。

◆脂肪を減らしたい方…早朝や午前中に運動する

目覚めてすぐの時間帯は、交感神経の働きが活発になっているので、エネルギー消費量が高くなります。ですから午前中がおすすめです。ただし、朝起きてすぐや空腹時の運動は、注意が必要です。

◆筋力や基礎代謝量をあげたい方…夜間の運動

運動で使って傷ついたり切れたりした筋繊維の修復・生成には、副交感神経や成長ホルモンの働きがかかわっています。夕方に筋トレ、夕食、睡眠の順がおすすめです。

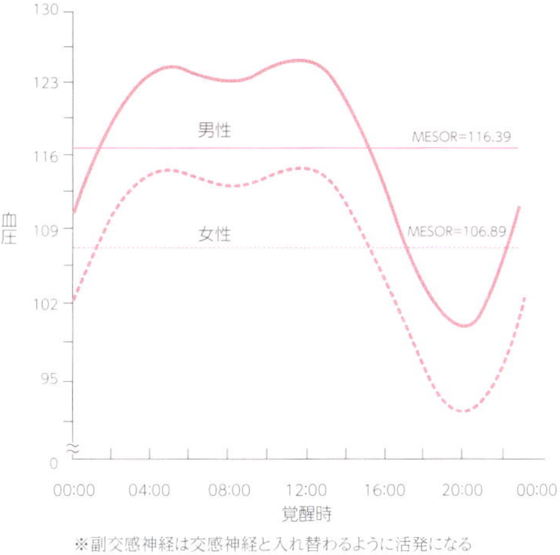

※副交感神経は交感神経と入れ替わるように活発になる

文献 1）より

図■健康成人の 24 時間血圧の変動

Q
30

Question

運動すると膝が痛くなりますが？

— 痛みがあると運動はちょっと……

Qの背景 スポーツのような運動でも家事や仕事などの生活活動でも体を動かす身体活動には、走ることや歩くことなどの「重心の移動」が伴います。移動の際には、脚や腰に体重が大きくかかります。なかでも膝の負担は大きく、特に高齢者、体重が重い方、筋力が低下した方、また走ったり跳んだりなどの激しい運動を行う方などで膝の痛みを訴える方が多くいます。膝が痛まないように運動できるのか？　痛くなったらどうするか？　について考えましょう。

みんな膝痛を抱えてる……

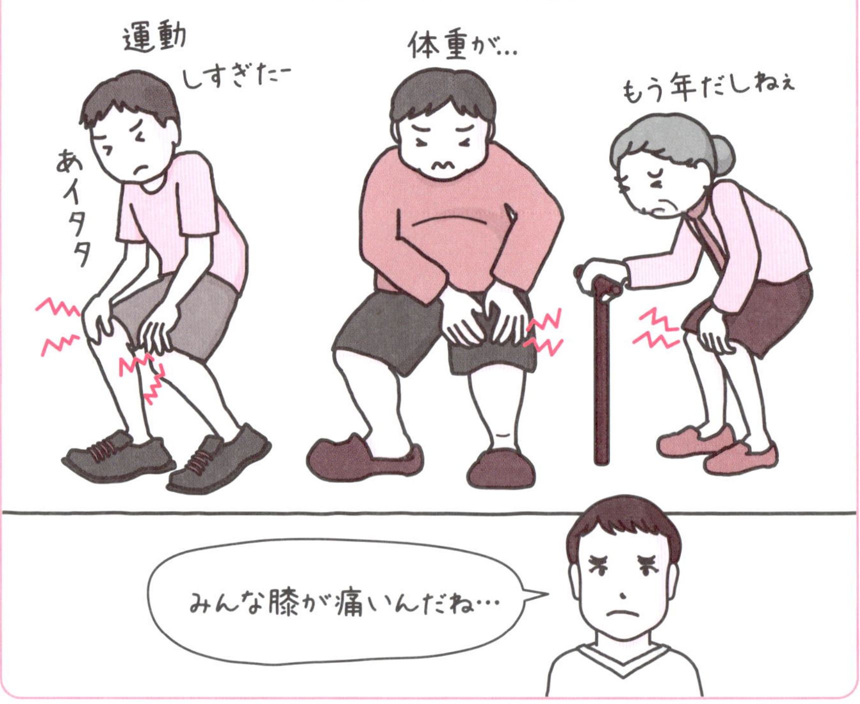
運動
しすぎたー
あイタタ
体重が…
もう年だしねぇ
みんな膝が痛いんだね…

Answer ■痛まない工夫をする。肥満者は痩せる！

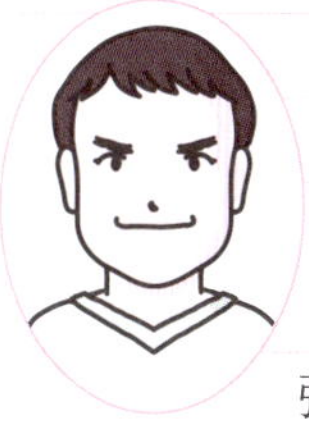

まず運動の強さや膝にかかる衝撃の大きさを少なくすることが重要です。ランニングで膝が痛くなるならウォーキングにする、ウォーキングで膝が痛くなるなら水中歩行にするなどです。逆に運動しないのはなお問題です。今までより弱い強度の運動や日常生活程度でも膝が痛くなってしまいます。肥満気味の方の場合、2～3kgの減量で痛まなくなる可能性があります。さらに、膝周りの筋肉のストレッチと筋トレも、膝痛の改善には効果があります。ただし、「痛み」の原因は個人個人で異なります。運動後数日間痛みが続く、日常生活でも痛むようならば、整形外科医に相談しましょう。

解説 痛みの原因の一つとして炎症があげられます。炎症はさまざまな体の痛みや不調と関連しています。歯の痛みや花粉症などにも炎症が関わっていますし、慢性疾患である動脈硬化やリウマチなどにも関係しています。炎症を起こさないことが痛みを起こさないための重要なポイントとなります。運動による炎症の予防には、運動前後の準備運動と整理運動の実施が効果的です。運動して膝が痛くなった場合、素早く冷やすと痛みを緩和し、治まりやすくなります。

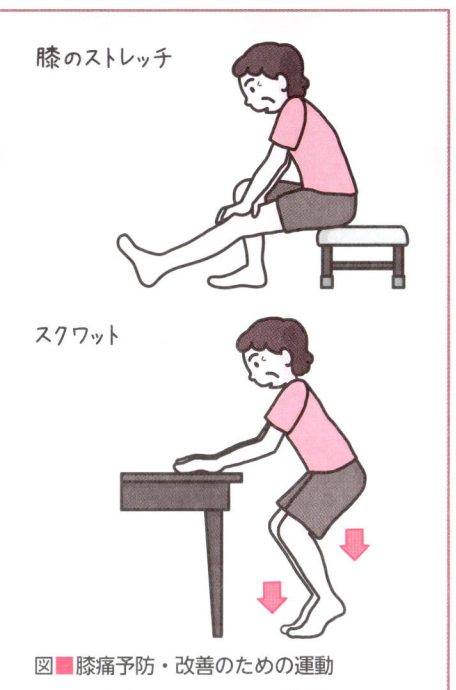

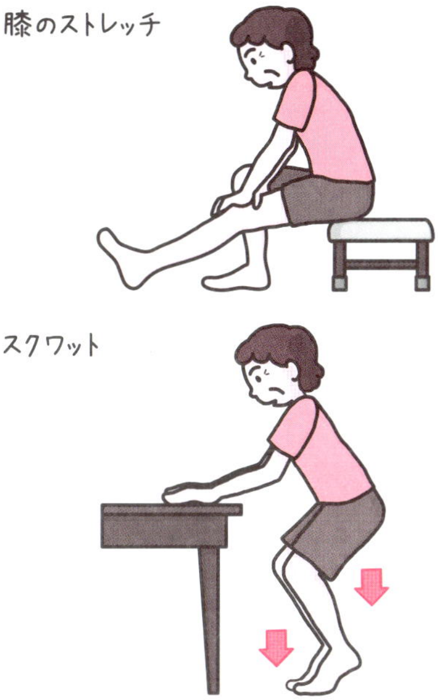

図■膝痛予防・改善のための運動

豆知識　アイシングのポイント

プロ野球のピッチャーが試合後に、肩や肘に大きなものをテープやバンテージで巻き付けているのを見たことがあるでしょう。これは、炎症の予防のためのアイシングをしているのです。アイシングのポイントは、氷と水を混ぜた氷嚢を使い0℃以上で10～30分冷やすことです。

Q 31

Question

速歩ってどれくらいの速さですか？

―どこからが速歩？

Qの背景 速歩と一口で言っても、普通歩行との差がわからないものです。普通歩行と速歩の速度の違いの厳密な定義はありませんが、二つの観点から考えることができると思います。一つは物理的な速度による区別です。もう一つは相対的な速度による区別で、個人が普段歩いている速度との比較です。

速歩って？

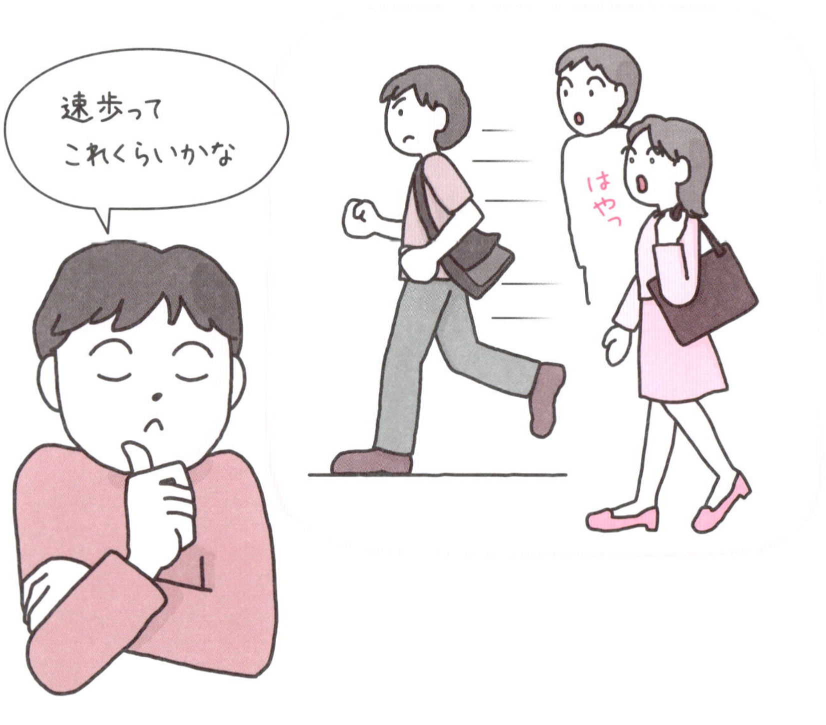
速歩って
これくらいかな
はやっ

Answer ■おおよそ時速4.5 km以上

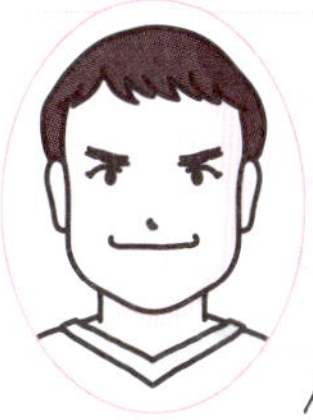

さまざまな文献[1]を総合すると時速4.5 km以上の速度での歩行を速歩（brisk walking）と呼んでいます。しかし、歩行速度は体格や体力の影響を受け、個人差も大きいので、時速4.5 kmでも速いあるいは遅いと感じる方もいるかもしれません。そこで、相対的な速度という考え方が必要になってきます。相対的には、「普段歩いているよりも速い速度」のことです。

以上をまとめると、普段歩いているよりも速く歩けば速歩とし、平均的な方では時速4.5 km以上といえるでしょう。

解説 物理的に時速何km以上の速度なら、速歩と定義されるのかは明確ではありません。米国のAinsworth博士らのまとめたメッツ表(改訂版)[1]という身体活動の強度を定義した文献を参照すると、時速4.5 km以上をほどほどの速さ、時速5.6 km以上で歩いた場合、速いと表記しています。

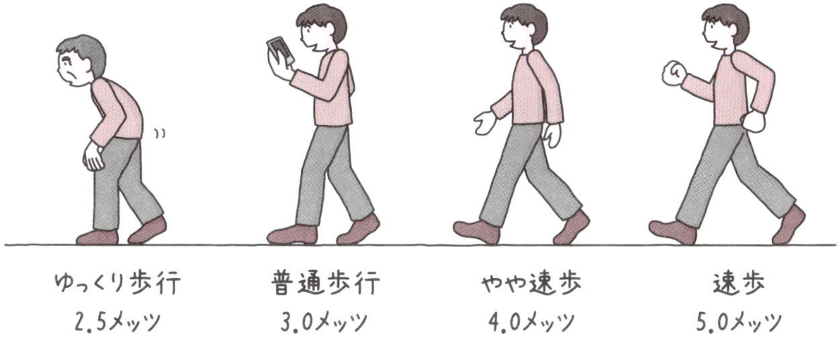

図■ゆっくり歩行～速歩まで

豆知識　速歩の注意点

速歩は生活習慣病の予防など健康増進に有効な身体活動・運動です。速歩は通常歩行よりも強度が高くなるので、普段行っている歩行の延長とはいえ、安全に対する対策や留意が必要です。速歩を行うのにふさわしい靴、具体的にはクッション性が高い靴を履くこと、生活習慣病のリスクや足腰の痛みを有する人の場合は、普段より速いが主観的に「きつい」と感じない程度の強度で歩くとよいでしょう。

Q 32

Question

家事も健康づくりに役立ちますか？

— 家事だって立派な運動！?

Qの背景 糖尿病や心臓病、あるいは脳卒中といった生活習慣病の予防または介護予防のためにウォーキングやジョギングや筋トレのような体力づくりのための運動が有効であることはよく知られています。余暇時間に目的を持って行われる運動はエネルギーを多く消費し、食事などで摂取された過剰なエネルギーや栄養素を消費し、肥満を予防するだけでなく、筋肉の衰えを防止する効果があるからです。しかし、家事や仕事あるいは通勤や通学などでも体を動かし、これらの運動と同じようにエネルギーを消費します。このような活動を、生活を営むために必要な活動ということで生活活動と呼んでいます。家事などの生活活動が生活習慣病や介護予防などの健康づくりに有効か否か、忙しくて運動をする余裕がない人たちにとっては関心事です。

家事だって……

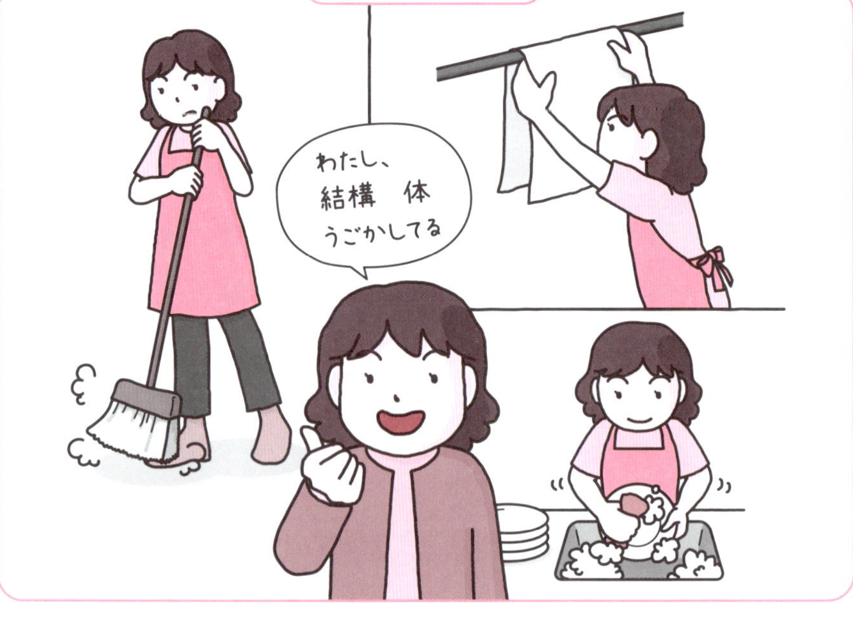

Answer ■十分役立つ。理想は1日60分。はじめは10分でもOK

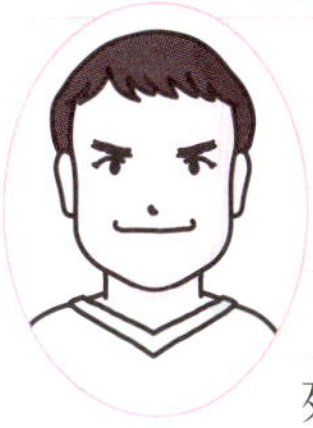

家事や仕事、通勤や通学での移動などの生活活動は、スポーツや体力づくりのための運動と同様に、生活習慣病や介護のリスクを減らすことが多くの疫学研究で明らかにされています。1日の家事を今よりたった10分だけ増やすだけでも、死亡のリスクや生活習慣病発症リスクを3～4％減らすことができます。スポーツでなくても良いので、家事で今より＋10分を始めましょう（参考 ➡ Q43、50）。

解 説 厚生労働省が2013年3月に発表した、新しい「健康づくりのための身体活動基準2013」では、64歳未満の青壮年者では、買い物で歩く、洗濯物を干す、掃除機をかける、風呂掃除をする、子どもと屋外で遊ぶなどの中高強度（3メッツ以上）の生活活動を1日1時間程度実施することを推奨しています。さらに65歳以上の高齢者では、お隣と立ち話する、庭の水やりをやる、ゆっくりでも良いから歩く、炊事をするなど、座ったままあるいは横になったままでなければ何でも良いので、1日40分程度の体を動かすことが推奨されています。

青年	掃除機がけ	3 メッツ
	洗濯物干し	3 メッツ
	通　勤	3.5 メッツ
高齢者	皿洗い	1.8 メッツ
	花に水やり	2 メッツ
	庭いじり	2.5 メッツ

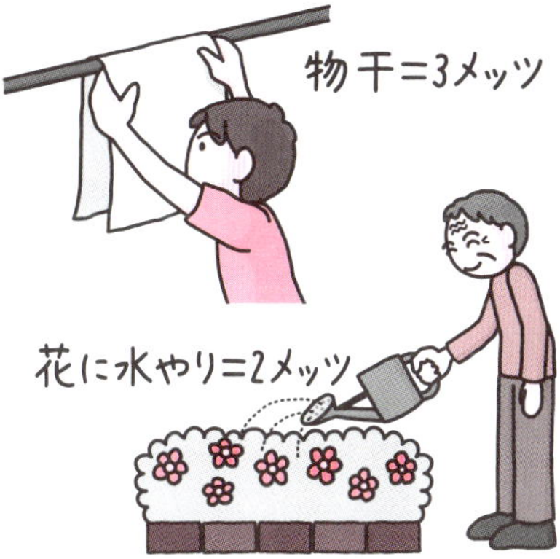

図■家事の運動強度

豆知識　時間がダメなら強度でも

それでも時間を増やして体を動かすことができないという人は、時間を増やすのではなく活動の強度を上げてみましょう。歩く速度をいつもより速くする、家事などをてきぱきと活発に行うなどでも時間を増やすのと同じような効果が期待できます。

Q
33

Question

電気刺激ディバイスなど健康器具の効果はあるのでしょうか？

― 楽して痩せるのは難しい !?

Qの背景 最近、電気刺激ディバイスを用いた健康器具をよく見かけます。腹部に使ったり、足に使ったり、寝ているだけでできそうなので興味があります。説明書にも、安全で効果があるというように書いてあるのですが、本当にこれで痩せるのでしょうか？

これで効く？

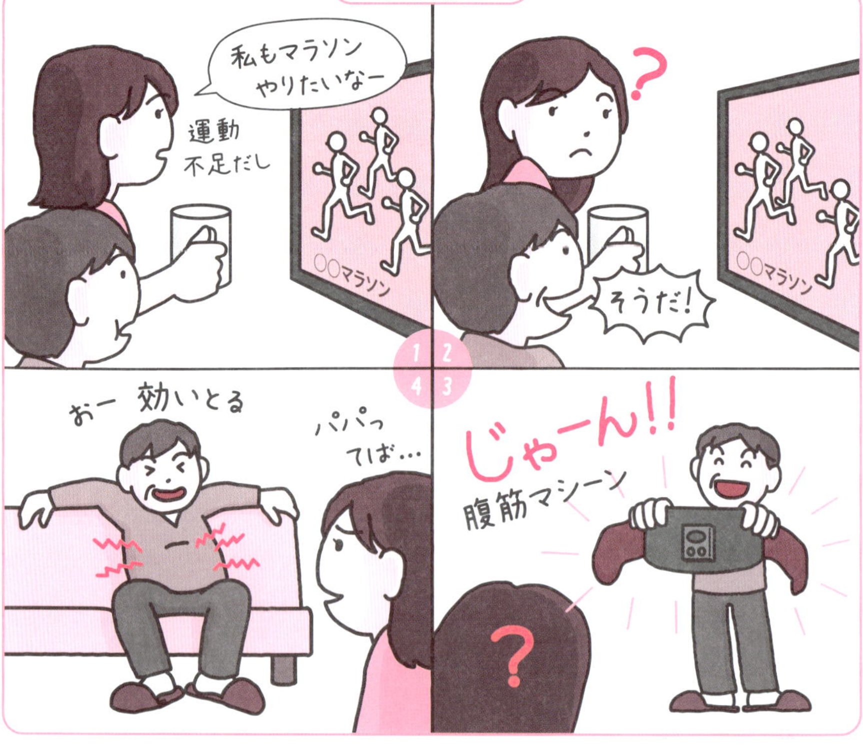

Answer 現在のところ、効果は認められてない

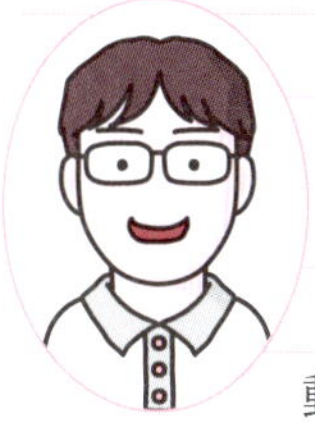

まだ多くの研究はなされていませんのではっきりとは言えませんが、電気刺激ディバイスを用いて安静時代謝量を比較した研究からは、減量の効果は認められないと判断できます。電気刺激ディバイスや振動を用いた健康器具など、筋肉は動いているように見えますが、自力で行う随意収縮ではありませんので、カロリーはさほど消費しないと考えられます。

解説 健康器具に関しては、昭和の健康ブームで大流行した「ぶらさがり健康器」に始まり、その後、さまざまなタイプの器具が販売されてきました。最近ではインターネットを介した通販が盛んに行われており、健康器具の種類も多く、効果のあるものやないものを見極めるのが大変です。家庭用自転車やステップマシンなど運動強度がコントロールでき、長時間継続できるような器具は、有酸素性運動として効果が期待できます。また、座いすタイプの腹筋マシーンなど随意収縮を補助するような器具は、筋力トレーニングとしての効果が見込めるでしょう。EMS（Electrical Muscle Stimulation、電気筋刺激）を活用した運動は、現在ではおもにリハビリテーションの分野で、随意収縮プラス電気刺激のようなトレーニング法としていくつか効果も確認されています。しかし、健康な人の場合では、自力では何も行わないような器具については効果が期待できないか、まだわからない点が多いと考えられます。楽して効果を得るのは、なかなか難しいのが現状です。

エビデンス EMSディバイスを用いてカロリー消費の違いを検討した報告が2005年に発表されています。腹部と脚部のEMSディバイスを使用した場合としない場合の安静時代謝量を比較したところ、両者ともに使用しない場合と有意な差は認められませんでした。つまり、EMSディバイスを使用しても減量の効果は期待できないようです。

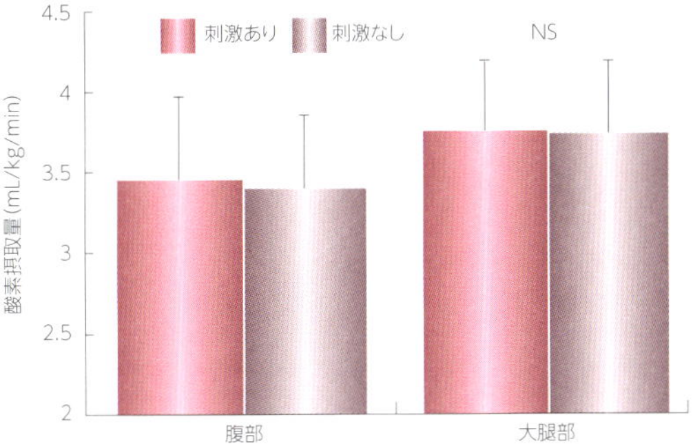

文献1）より

図 腹部および大腿部における電気刺激ディバイス使用時の酸素摂取量

第４章 引用・参考文献

Q27

1）Ando T et al. Effects' of Intermittent physical activity on fat utilization over a whole day. Med, Sci. Sports Exerc. 2013. inpress.

Q29

1）Hermida RC, Ayala DE, Fernandez JR, Ruilope LM, Lopez JE : Modelling the circadian variability of ambulatory monitored blood pressure by multipie component analysis, Chronol Int. 19 : 461-481, 2002.

Q31

1）改訂版「身体活動のメッツ（METs）表」（http://www0.nih.go.jp/eiken/programs/2011mets.pdf）

Q32

1）厚生労働省：健康づくりのための身体活動基準 2013, 2013.

Q33

1）Hater et al. J. Strength Cond, Res, p.88, 2005.

第5章

実践！　運動指導

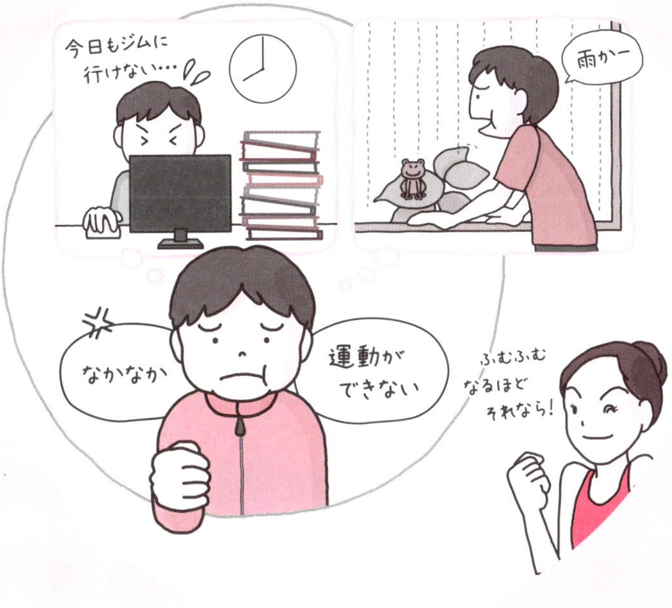
今日もジムに行けない…
雨かー
なかなか
運動ができない
ふむふむ
なるほど
それなら！

Q34

Question

ホットヨガって、身体にいいのですか？

― 高温環境での運動について

Qの背景 ホットヨガとは、室温38 ～ 40℃（スタジオにより39℃）、湿度40 ～70%（スタジオにより60 ～ 65%）に設定して行うヨガのことで、最近、ホットヨガスタジオも多く見かけます。人間が快適に感じる温度は18 ～ 25℃、湿度は40 ～ 65%といわれていますが、暑い中で運動することは、身体によいのでしょうか？

汗はかくけど……

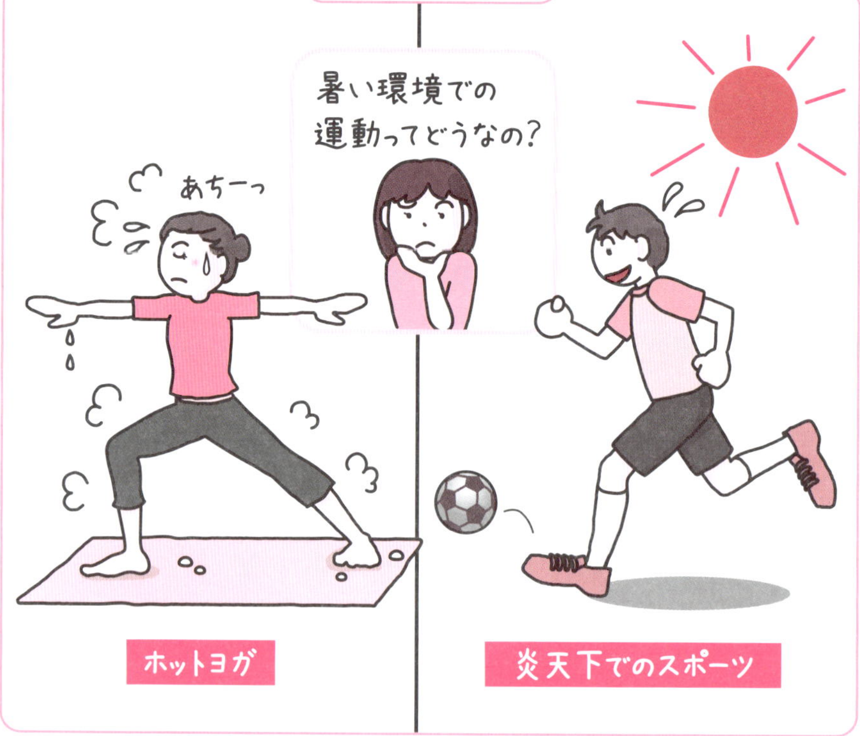
暑い環境での運動ってどうなの？
あちーっ
ホットヨガ
炎天下でのスポーツ

Answer ■体温調節能力の低い子どもや高齢者は注意

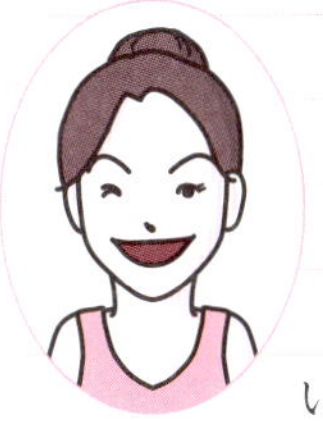

高温の環境で身体を動かすことには、メリットと注意点があります。メリットは代謝量の増加や発汗作用、体温上昇による免疫機能UPなどがあります。一方、発汗による脱水症状や、体温調節がついていかない場合の熱中症など、慣れていない方や子ども・高齢者などの実施には注意が必要です。

解説 運動時や高温低温の環境で熱が放散されないと、体重60kgの人の体温は1分間に0.1℃上昇していきます。体温が1℃上昇すると代謝量はなんと約10%も上がります。一方で、ヒトは高温環境でも体温を平熱の±1℃程度に保っています（恒常性）。

体温を保つためには、乾性熱放散（皮膚表面が外気に触れることでの熱放散）は皮膚の外から内へ向かって行われる（熱がこもる）ため、湿性熱放散（汗の蒸発による熱放散）で汗をかく能力が重要となります。

体温1℃の上昇を防ぐには、体重70 kgの人で汗100 mLの蒸発が必要といわれ、水分補給が不十分な場合や、湿度が高く汗の蒸発による熱放散が間に合わない場合などは、熱中症等のリスクも考えられます。男性よりも女性は皮膚での熱放散を得意とし、子どもや高齢者は体温調節能力が劣るという特性があります。

しかし、高温環境での運動は、常温下よりも運動時の発汗量（発汗機能）を上げ、皮膚血管拡張体温閾値が低下し、同一体温では皮膚血流量が増加するという結果も出ています。

高温環境で運動を行うことは、体温調節機能に対して、より良い効果があると考えられますが、必ずしも『汗をかく＝運動効果がある、痩せる』ということではありません。例えば、同じ運動でも高温環境では、皮膚血流量が増すため筋血流量が減り、より無酸素的な運動に近づきます。運動の質や内容を、それぞれの目的に合ったものにすることが大切です。

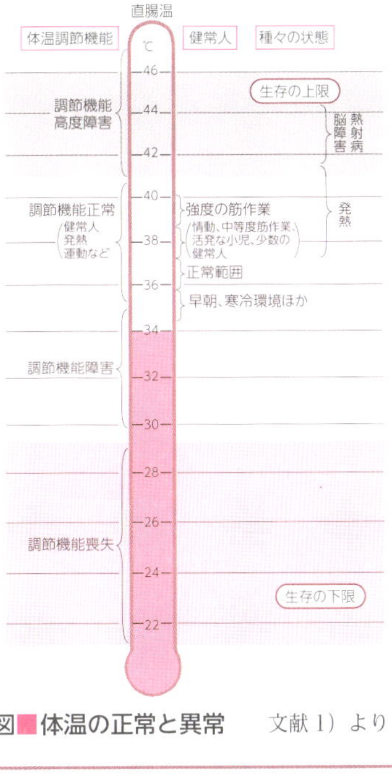

図■体温の正常と異常　文献1）より

Q35

Question

どんな運動をすれば痩せますか？

— どうせ運動するなら効果的に痩せたいもの

Qの背景 「医師に、もっと体重を落としましょうと言われた」「自分で太っていると思う」「モデルのような体型になりたい」「膝が痛いので体重を落としたい」……。痩せること一つとっても、個々のさまざまな理由があります。どのような運動をすれば、効果的に痩せることができるのでしょうか。

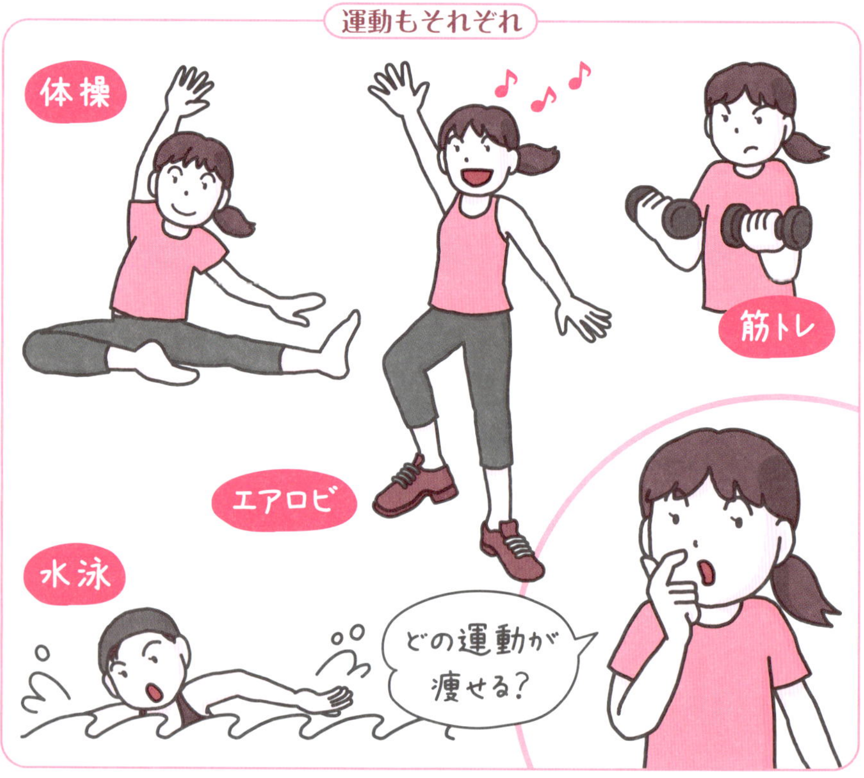
運動もそれぞれ
体操
エアロビ
筋トレ
水泳
どの運動が
痩せる？

Answer ■目的によって変わる。食事や生活習慣も大事！

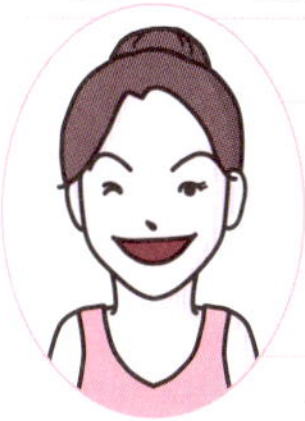

痩せる＝標準まで体重を落とす、標準以下に体重を落とす、脂肪を落とす、筋肉をつけ引き締める、などの目的によって、効果の出る運動の種類は変わります。また、運動だけで痩せるには限界があります。食生活習慣や食事も含めて、トータルで考えることが大切です

解説 健康とされる体型はBMI（体重kg÷身長m÷身長m）と体脂肪率で簡単にチェックできます。まず、健康上今より痩せる必要があるか、ないか？　それはなぜか？　というところも踏まえて、運動の目的をはっきりさせることが必要です。また、運動だけで痩せるには限界があります。食事や生活習慣も見直し、運動と一緒に実践していくことが、効果を出す一番のポイントです。

◆標準まで体重を落とす

脂肪を落とす有酸素性運動をメインに、筋力トレーニングで代謝を上げます。ストレッチは疲れやコリを解消する効果もありますので、組み合わせて行います。有酸素性運動は、体重が重たい方は膝や腰に負担のかからない、ウォーキングやエアロバイク、水中エクササイズ、水泳などが安全です。筋力トレーニングは、大筋群（脚、胸、背中）を中心に、まずは日常生活で主に使う多関節筋（複合関節筋）のトレーニングがおすすめです。脚はスクワット（レッグプレス）やレッグランジ、胸はプッシュアップ（チェストプレス）、背中はラットプルダウンやローイングなどが挙げられます。また、体重の多い方は、食事や生活習慣の改善も必要です。いくら運動をしても、食生活を変えない限り、体重を落とすのは難しくなります。まったく運動をしていない人が減量する場合は特に、食事に気をつけながら、運動以前に日常生活で多く身体を動かすことから始めます。

表 1■BMI による肥満の判定基準

BMI 値	日本肥満学会基準	WHO 基準
18.5 未満	低体重	underweight
18.5 以上 25.0 未満	普通体重	normal range
25.0 以上 30.0 未満	肥満（1 度）	preobese
30.0 以上 35.0 未満	肥満（2 度）	obese I
35.0 以上 40.0 未満	肥満（3 度）	obese II
40.0 以上	肥満（4 度）	obese III

文献 1）より

A 35

◆標準以下に体重を落とす

なぜ標準以下に体重を落とす必要があるかよく考え、健康を害さないためには専門的なトレーニングと食事の知識が必要です。専門家の指導を受けながらの運動がおすすめです。

◆体脂肪率を下げる

標準以上の体重であれば、脂肪を減らす有酸素性運動を中心に筋力トレーニングも、標準以下の体重であれば、筋力トレーニングを積極的に行うことで、体組成が変化します。

表2 ■体脂肪率の適性と肥満判定

	年齢	適性範囲	肥満判定
男	30歳未満	14～20%	25%以上
男	30歳以上	17～23%	25%以上
女	30歳未満	17～24%	30%以上
女	30歳以上	20～27%	30%以上

文献2）より

〈運動の種類〉

◆有酸素性運動：ウォーキング、ジョギング、エアロバイク、水中エクササイズ、水泳、ハイキング、サイクリング、スキーやスノーボード・スケートなどのウインタースポーツ、エアロビクスやダンス、ゴルフ（自力で歩く）など。軽く息がはずみ、長時間続けることができる運動。脂肪燃焼には最大心拍数（220−年齢）の50～60%の心拍数の範囲、自覚的運動強度では『ややきつい』くらいのペースが効果的です。

◆筋力トレーニング：自重、ウエイトマシン、ダンベル、バーベル、チューブなどを利用し、筋肉に負荷をかけ強化・増量するトレーニングのこと。初めは軽い負荷でトレーニングの正しい動作を習得し、慣れてきたら、10回3セットで狙った筋肉が疲労するくらいの強度で行うと効果的です。

◆ストレッチ：運動前は軽い反動を使うダイナミックストレッチが有効で、関節の可動域を広げ、筋温を上げ、これから行う運動をより効果的にします。運動後は止まったまま行うスタティックストレッチを行うと、血流を良くし、乳酸や老廃物を速やかに流し、全身に栄養や酸素がいきわたり、全身の疲労回復に効果があります。

Column ジョギングのフォーム

ジョギングはウォーキングに比べて約2倍のエネルギー消費が期待できますが、着地の衝撃が大きく、体重の2～3倍の負荷がかかります。心肺機能にも負荷がかかるため、ある程度運動に慣れて体力のある人に向いた運動です。

健康のためのジョギングは、関節への負担が少ないピッチ走法（歩幅が小さく、足の運びが速い走法）が適しています。ジョギング専用のシューズを履いて行うことをおすすめします。

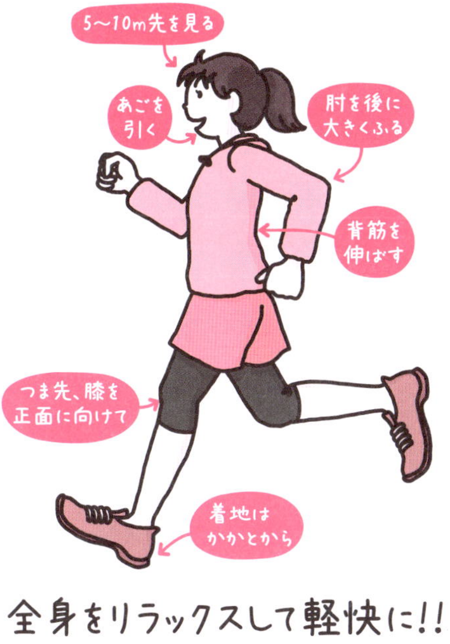
5～10m先を見る
あごを引く
肘を後に大きくふる
背筋を伸ばす
つま先、膝を正面に向けて
着地はかかとから
全身をリラックスして軽快に!!

Q 36

Question

運動はWii FitやWii Sportsだけでいいですか？

— 体を動かすゲームの効用について

Qの背景 テレビゲームは子どもたちの体力低下や肥満の原因であるとか、大人になってからの生活習慣病のモトであるといった意見を良く聞きます。これに関する明確なエビデンスはないのですが、座りきりでゲームをやればエネルギー消費量が減るわけですから、仮説として成り立つわけです。最近ではゲームメーカーもこれらの批判に耐えるゲームをということで、Active Video Gameすなわち活発なテレビゲームを開発してきました。このような活発なゲームが健康づくりに有効か、スポーツや健康づくりのための運動と同様の効果があるか否かを考えてみましょう。

これも運動でしょ？

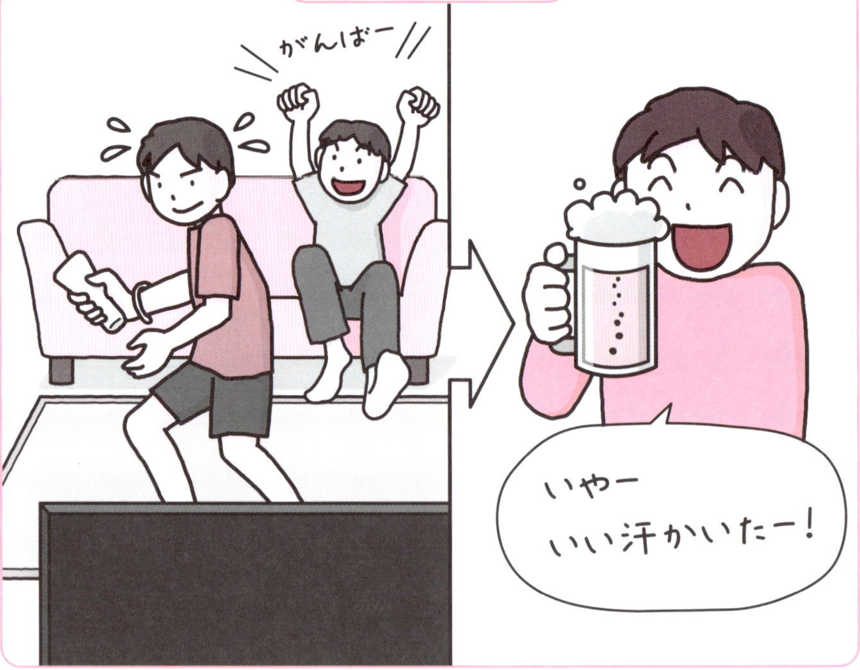

Answer ■それだけでは足りない

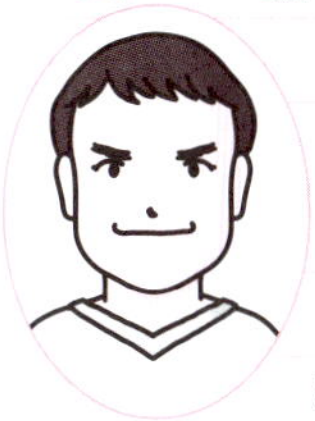

Wii FitやWii Sports“だけ”ではダメだと思います。ただし日常生活での生活活動は十分に行い、多忙なのでスポーツを実践したり、フィットネスクラブに行くことはできないので、代わりに自宅で活発なテレビゲームをやるならば、それなりの効果が期待できます。その際に考えて欲しいのは、目的に合わせた運動を選択することです。筋力を増やしたいなら筋トレ、柔軟性を高めたりリラクゼーションが目的ならヨガやストレッチ、減量が目的ならメッツ値が高い種目などを賢く選択しましょう。

解 説 Wii FitやWii Sportsの実施には、子どもの減量効果があること、高齢者の体力や生活機能が向上することなどが複数の介入研究で示されています。一方で、これらのテレビゲームに熱中するあまり、手首や肘の腱鞘炎になった、腰痛になったなどのけがの報告も散見されます。恐らくお気に入りの同じゲームばかりをやると、疲労が一か所に貯まりやすいからだと考えられます。通常のスポーツと同様に十分な準備運動も必要です

	種　目	メッツ
Wii Fit	フラフープ	4.2メッツ
	ヨガ　木のポーズ	2.3メッツ
	筋トレ　片足バランス	4.0メッツ
Wii Sports	テニス	3.0メッツ
	野球	3.0メッツ
	ゴルフ	2.0メッツ
	ボクシング	4.2メッツ

図■Wii Fit、Wii Sportsの効果

豆知識　歩行程度には消費

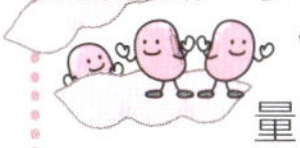

Wii Fitなどの活発なビデオゲームの運動強度あるいはエネルギー消費量はどの程度あるのかについて、ここ数年でいくつかの研究が実施されています。Wii Sportsのテニスや野球は3.0メッツ、ボクシングは4.2メッツと言った具合です。体重80 kgの人が30分Wiiテニスや野球をやると、3メッツ×1/2時間×80 kg＝120 kcalとなります。Wiiボクシングなら4メッツ×1/2時間×80 kg＝160 kcalですね。まあまあ、歩行程度にはエネルギーを消費するということですね。

参考：文献1)

(Wii Fit、Wii Sportsは任天堂株式会社の登録商標です。)

Q
37

Question

運動嫌いです。それでも取り組める運動はありますか？

— やらずにすむなら、やりたくないのが人情…

Q の背景 「運動をしなきゃいけないのはわかっているけれど、運動は嫌い」「健康のためなので、仕方なく運動をしている」という方がよくいます。「運動が嫌い」という方へ、どのようなアドバイスができるでしょうか？

しなくてすむなら……

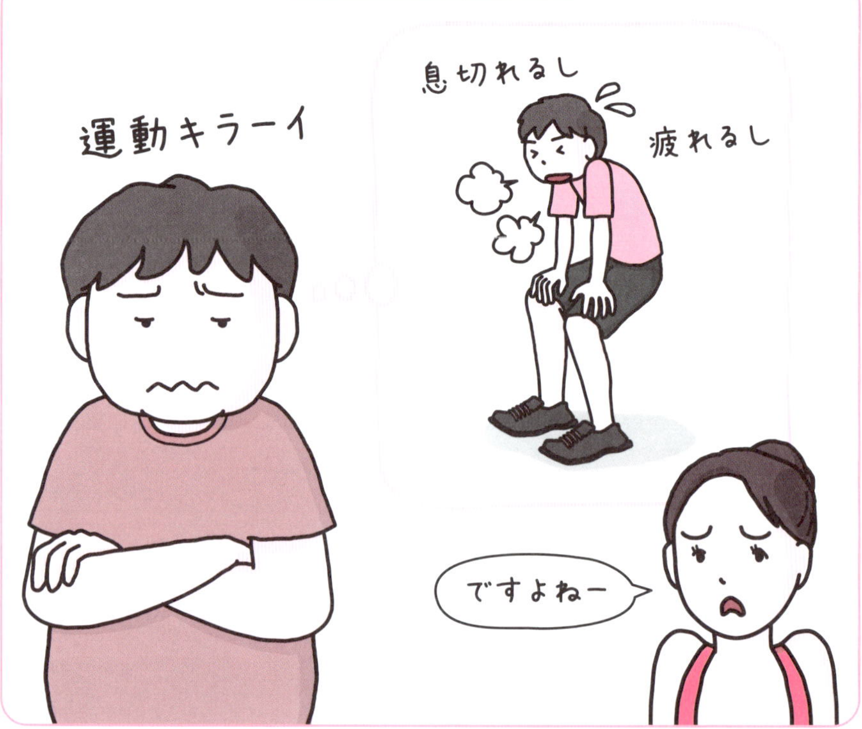
運動キラーイ
息切れるし
疲れるし
ですよねー

Answer ■日常で身体を使うこと、それだけで、運動です！

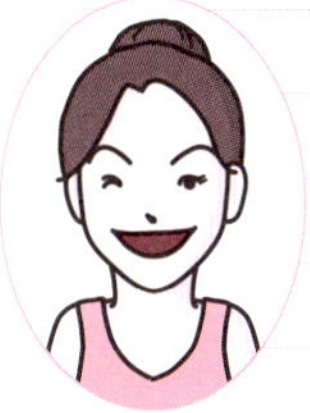

ゼーゼー、ハーハーするだけが運動ではありません。特別なことをするより、日常の活動量を増やすことが大切です。無理なく、日常の延長で行えることや、興味があることを楽しんで行うようにすると、継続しやすくなります。

解説 運動と聞くと、わざわざ着替えて、ウォーキングやジョギングをしたり、ジムに通って重たいバーベルを持ち上げたり、ボールを追いかけてゼーゼー、ハーハーしたり……そんなイメージが強いと思います。しかし、「カロリー消費」「運動強度」などの側面から見ると、わざわざ運動を選択しなくても、日常生活の動作で十分に対応できるものもあります。

●メッツを活用する

運動強度の目安として「メッツ」という考え方があります。1メッツを安静時の運動強度として、その何倍にあたるかを数字で表したものです。このメッツから、簡単な消費カロリー計算もできます。

消費カロリー（kcal）＝体重（kg）×運動強度（メッツ）×時間（時間）

※例えば、体重60 kgの人が3メッツの運動を30分行うと、
60 × 3 × 0.5 ＝ 90 kcalとなります。

メッツ表で日常動作と運動時の比較をし、嫌いな運動の代わりに、日常を活動的にすることで、健康維持に役立てることができます。また、レクリエーションなどで遊びながら身体を動かすことも、運動が嫌いな人にとっては馴染みやすい方法です。

表■メッツ表（完全版 ➡ P.141）

メッツ	日常活動	レクリエーション	運動・スポーツ
① 1.5	デスクワーク、入浴	音楽を聞く	
② 2.0	身支度		
2.5	テーブルセッティング、ベビーカーをおす	バードウォッチング、ダーツ	ストレッチ、ヨガ、キャッチボール
2.8	ペットの散歩（ゆっくり）		
③ 3.0	洗車、窓ふき、階段おりる	ボーリング、バレーボール	筋トレ
3.3	歩く（80m/分）		
3.5	そうじ機をかける	ゴルフ（カート）	
3.8	ふろそうじ		
④ 4.0	自転車にのる、草むしり、介護	子どもと遊ぶ、ガーデニング、卓球	太極拳、水中歩行、アクアビクス
⑥ 6.0		バスケットボール、海水浴	ボクシング（サンドバック）
⑦ 7.0		ジョギング、山登り	エアロバイク、スイミング
⑧ 8.0	雪上を歩く	ビーチバレー、ラクロス、岩または山登り	水中ジョギング、ランニング（8.0km/時）

Q
38
Question

骨粗鬆症が心配ですが、どんな運動がいいですか？

― 転ばぬ先の運動とは

Qの背景 骨粗鬆症は、高齢者、特に骨密度の低い女性の間では関心の高い疾病です。骨粗鬆症の高齢者が転倒するなどして骨折すると、場合によっては介護のきっかけや寝たきりになると言われています。骨密度の加齢による低下は、骨粗鬆症の重要な判断基準です。骨密度を高めるにはどんな運動が効果的なのでしょうか？

転ばぬ先の……

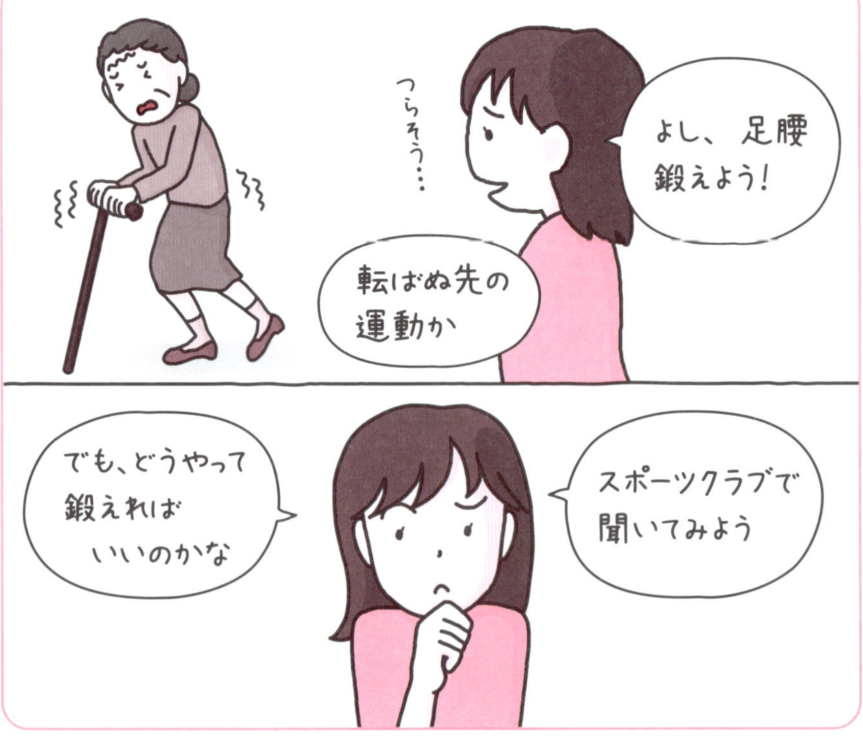
つらそう・・・
よし、足腰鍛えよう！
転ばぬ先の運動か
でも、どうやって鍛えればいいのかな
スポーツクラブで聞いてみよう

Answer ■継続可能な強度で、ウォーキングや筋トレを

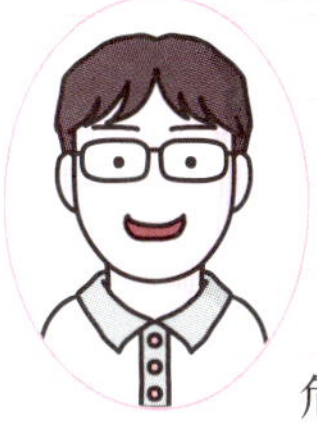

骨密度を高める運動としては、骨に物理的な刺激を与えるウォーキングやジョギングのような運動やスポーツと、筋収縮の刺激を活用する筋トレが有効です。しかし、高齢者にとって高強度のジョギングや筋トレは、それ自体、新たな障害を生む危険があります。継続可能な強度で運動を続けることが大切です。

解説 スポーツ選手の骨密度は、同年代の一般成人よりも高いことが知られています。運動することは骨密度を高めるのに有効であると考えられますが、その一方で、すべてのスポーツ選手が優れた骨密度を示すわけではありません。陸上でのトレーニングが主体のテニスやサッカー、バスケットボールなど脚部の骨に直接過重負荷のかかる種目ほど高く、スイマーや水球選手のように骨に対して運動中の過重負荷が少ない種目ほど低いという報告が認められます。また、筋収縮による骨格への機械的な負荷も同様に、骨密度の維持・増加に貢献すると考えられます。筋肉は骨に直接付着する組織であり、筋収縮の刺激は骨に直接影響を与えるためです。したがって、骨粗鬆症予防のための運動としては、①過重負荷によって骨に物理的な刺激を与えるウォーキングやジョギングのような運動スポーツと、②筋収縮の機械的な刺激によって骨に刺激を与える筋トレの2つに分類できます。

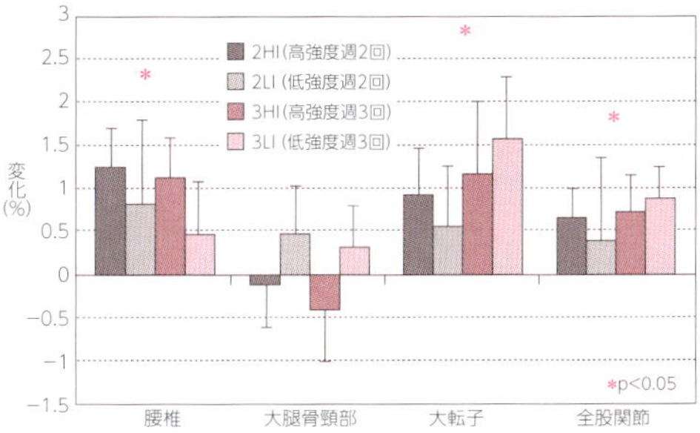

文献1）より

図■40週間の筋トレが骨密度に及ぼす影響

エビデンス Bemben and Bemben（2011）[1]は、55～74歳の中高齢男女124名を対象に、強度および頻度の異なる40週間の筋力トレを実施し、局所骨密度への効果を検証しました。骨密度の測定部位は、腰椎、大腿骨頸部、大転子および全股関節でした。高強度筋力トレは80％1RM、低強度筋力トレは40％1RM、高頻度筋力トレは3回／週、低頻度筋力トレは2回／週としました。その結果、腰椎および大転子、全股関節では強度および頻度に関わらず骨密度は上昇しました。つまり、これらの部位では強度や頻度にかかわらずに筋トレ効果が得られるようです。しかし、大腿骨頸部は有意な骨密度の増加は見られませんでした。この部分の骨を鍛えるには、筋トレではなくジョギングやウォーキングのような運動がよいかもしれません。

Q
39

Question

隠れ肥満の人への運動は？

— あなたの脂肪、隠れていませんか

Qの背景 先日、健康診断で「隠れ肥満」だと指摘されました。体重は少ないのですが、体脂肪率が高いので、身体の中は筋肉が少なく、脂肪が多い状態だというのです。でもこれって健康に悪いことなのでしょうか。どうすれば改善しますか？

痩せてても肥満？

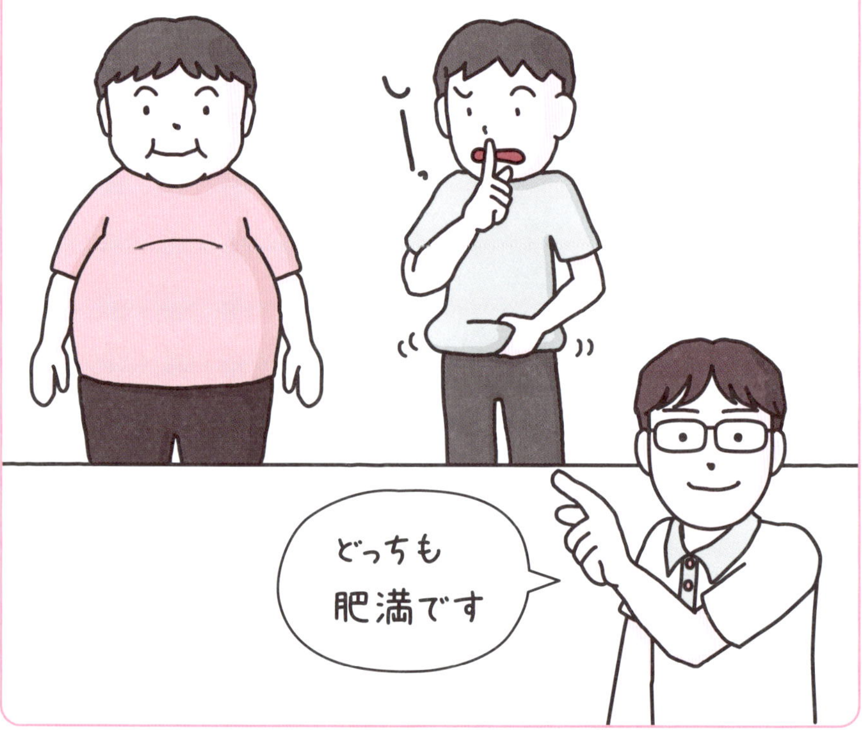

Answer ■脂肪を減らし筋力アップを！

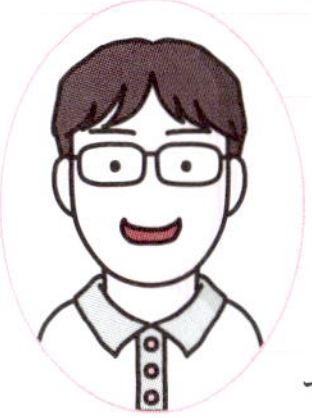

サルコペニアと肥満の合併、いわゆる隠れ肥満は、糖尿病などの生活習慣病の発症リスクをさらに高める可能性があります。日常の身体活動量を高めることで肥満を解消するとともに、太ももやお尻、胸部、背部などの大筋群の筋トレを行って、筋量アップを目指しましょう。

解 説 最近、サルコペニアと肥満の合併（サルコペニア肥満）は、心血管系疾患リスクをさらに増加させることが報告されています（サルコペニアについてはQ46を参照）。これは、筋肉の減少と肥満の両者とも、原因の１つに炎症反応の増加があげられているためです。筋肉が加齢によって減少すると、身体活動量や基礎代謝が減り、これが肥満につながります。肥満になると脂肪細胞が肥大することでアディポサイトカイン（炎症反応関連物質）の異常分泌が起こり、これが筋肉のたんぱく質分解を促進するため、サルコペニアはさらに進行します。この負のスパイラルが進むと、いわゆる隠れ肥満の状態となります。65歳以上の韓国人男女565名を対象とした研究では、サルコペニア肥満は、男性で16.7％、女性で5.7％が確認されています。年齢、性別、喫煙習慣、アルコール摂取、運動習慣を調整したサルコペニア肥満のメタボリックシンドロームリスクに対するオッズ比は、健常者の8.2倍と最も高く、次いで肥満者の5.5倍、サルコペニアが2.6倍であったと報告されています。隠れ肥満は、生活習慣病の発症リスクが非常に高い状態であると言えます。

エビデンス Sanada ら（2012）[1)]は、30～84歳の日本人女性533名を対象にサルコペニアとメタボリックシンドロームの相互関係について検討しました。その結果、糖尿病の発症リスクである血中グルコヘモグロビン濃度（HbA1c）は、サルコペニアとメタボリックシンドロームの合併がサルコペニアとメタボリックシンドローム単独よりもさらに高いことが明らかになりました。サルコペニアと肥満の予防は、両者とも糖尿病を予防するために重要であると考えられます。

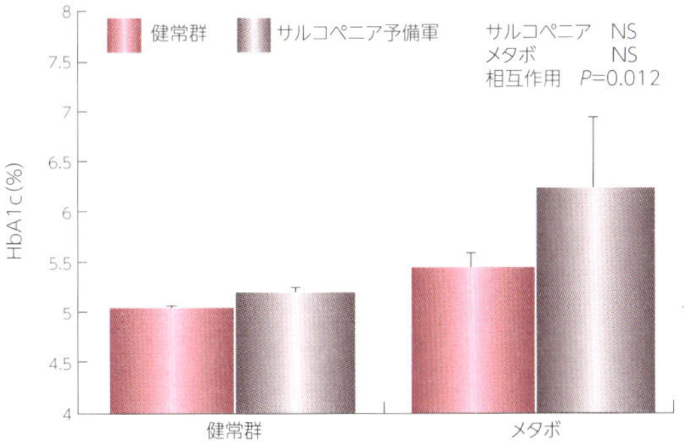

文献 1）より

図■サルコペニアとメタボリックシンドロームの合併が血中グルコヘモグロビン濃度に及ぼす影響

Question

有酸素性運動と筋トレはどちらが効果的？

— 個人に適した運動を上手に選ぶために

Qの背景 「普段運動不足を感じていますが、どんな運動をやればよいのかわかりません」。そんな声をよく耳にしますね。ジョギング、ウォーキング、筋トレ、ストレッチ等いろいろな運動がありますが、個人に適した運動はあるのでしょうか？

筋トレ好き……

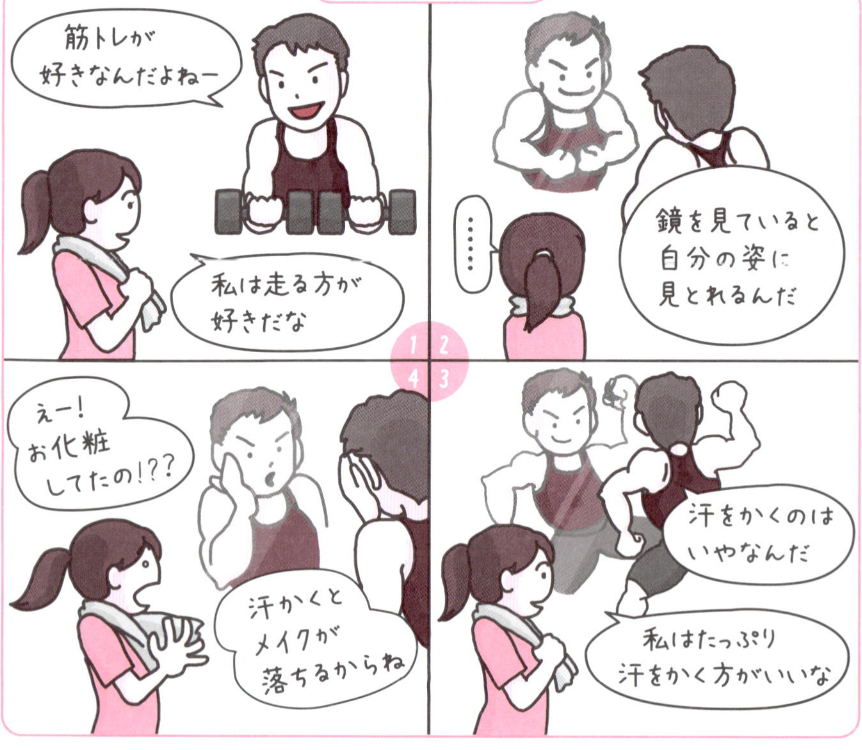

Answer ■どちらも。対象者が継続可能と思える運動を選ぶ

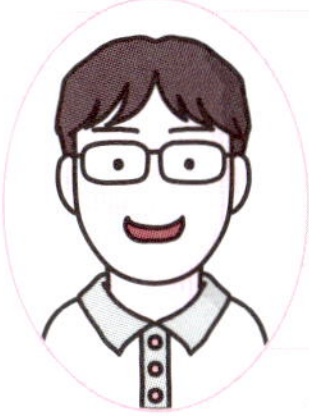

　原則として、対象者の目的に最も合った運動を選びます。メタボリックシンドロームの解消には、有酸素性運動を習慣的に行うことが基本となります。しかし、運動初期は継続が最優先です。対象者が継続可能と思えるような運動を選ぶことも重要です。

解説 健康に関連する体力としては、全身持久力、筋力・筋持久力、柔軟性の3つが挙げられます。これらの体力を高める運動は、有酸素性運動、筋トレ、ストレッチングです。

　2010年に発表されたアメリカスポーツ医学会の運動処方の指針（第8版）によれば、これらの運動に加えて、敏捷性、調整力、バランス、パワー、反応時間、スピードなど運動スキルを高める運動が推奨されるようになりました。つまり、理想を言えばこれらの運動をすべて行うことが、健康づくりや介護予防にとって有効であると考えられます。

　しかし、限られた時間でこれらの運動をすべてこなすのは非常に困難です。そこで、現在最も深刻なリスクファクターは何かを個別に評価し、優先的に行うべき運動から始めることが重要です。

　例えば、メタボリックシンドロームでは、肥満、高血糖、高血圧、血中脂質異常の4つのリスクファクターがありますが、基本的にこれらのリスクを解消するためには有酸素性運動が必要でしょう。しかし、関節痛がある場合などは、ストレッチや軽い筋トレ、水中運動から始めるのも効果的です。

　個人が最も気にかけていることをカウンセリングし、納得できる運動をすすめることが運動支援では重要なスキルとなります。

エビデンス Schjerveら(2008)[1)]は、40名の肥満成人を対象に筋トレ群、有酸素性運動（中強度）群および有酸素性運動（高強度）群の3群に分類し、12週間、週3回のトレーニングにおける心血管系疾患リスクへの影響について検討しました。その結果、心血管系疾患リスクを減らすには、有酸素性運動と筋トレでは、両者ともに効果が期待できると報告しています。

　図Aを見ると、LDLコレステロール酸化、すなわち脂肪燃焼の運動効果は、筋トレでも中強度の有酸素性運動でも効果が認められています。

　図中BおよびCを見ると、肥満と高血圧の解消には、やはり有酸素性運動が効果的ですが、中強度においても十分な効果が認められています。

　図中Dは、近年、慢性疾患の運動効果を決める重要な要因として知られて

いるペルオキシソーム増殖因子活性化受容体γ（PPARγ）の転写補助因子（PGC1α）の変化を示しています。骨格筋におけるPGC1αの変化は、筋トレと高強度の有酸素性運動で効果が認められています。運動が習慣化すれば、安全面に考慮しながらも徐々に強度を高めることが重要かもしれません。

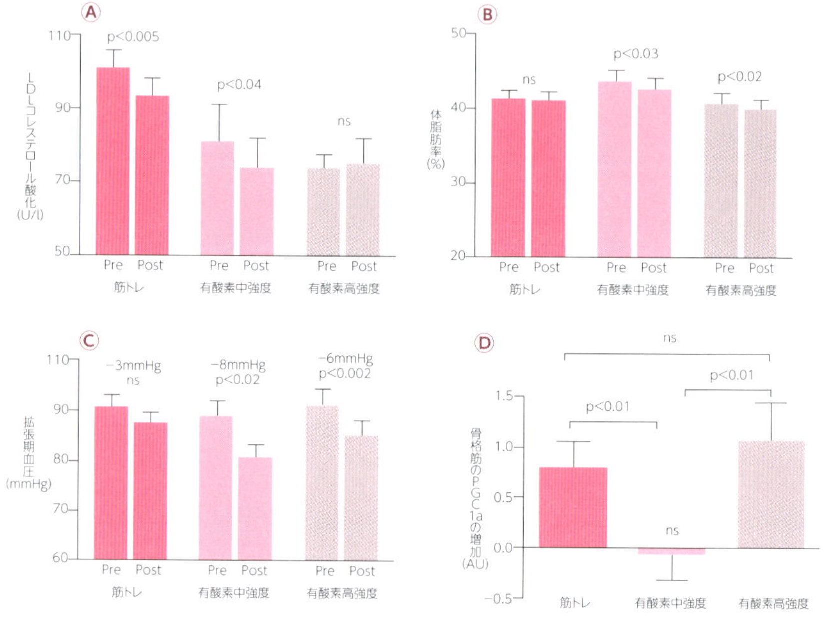

文献1）より

図■高強度筋トレ、中強度および高強度有酸素性運動がメタボリックシンドロームリスクに及ぼす影響

豆知識　運動不足の悪影響

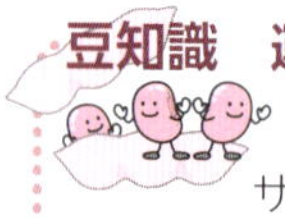

近年、運動不足の悪影響としては、①脂肪細胞から放出されるアディポサイトカインの異常分泌によるインスリン抵抗性や糖尿病の発症、②免疫細胞を介した炎症反応によるアテローム性動脈硬化、③グリア細胞を介した炎症反応によるアルツハイマー等の神経変性疾患、④全身性および局所性の炎症性サイトカイン産生によるいくつかのがんの発症、等に関連することが明らかとなっています。これらの慢性的な全身性の炎症反応は、習慣的な運動による骨格筋のPGC1αの増加が引き金となって抑制されることが報告されています。

参考：文献2）

Question

自宅やオフィスでできる運動はありますか？

— 簡単運動術のススメ

Qの背景 忙しくてジムなどに行く時間がない、雨が降って外を歩けないなど、運動を継続することが難しいときもあります。運動を休んでしまうと効果が出にくくなったり、そのままつい休みがちになったりします。できるだけ運動を継続できるよう、自宅やオフィスでもできる運動はありますか。

運動したいのに……

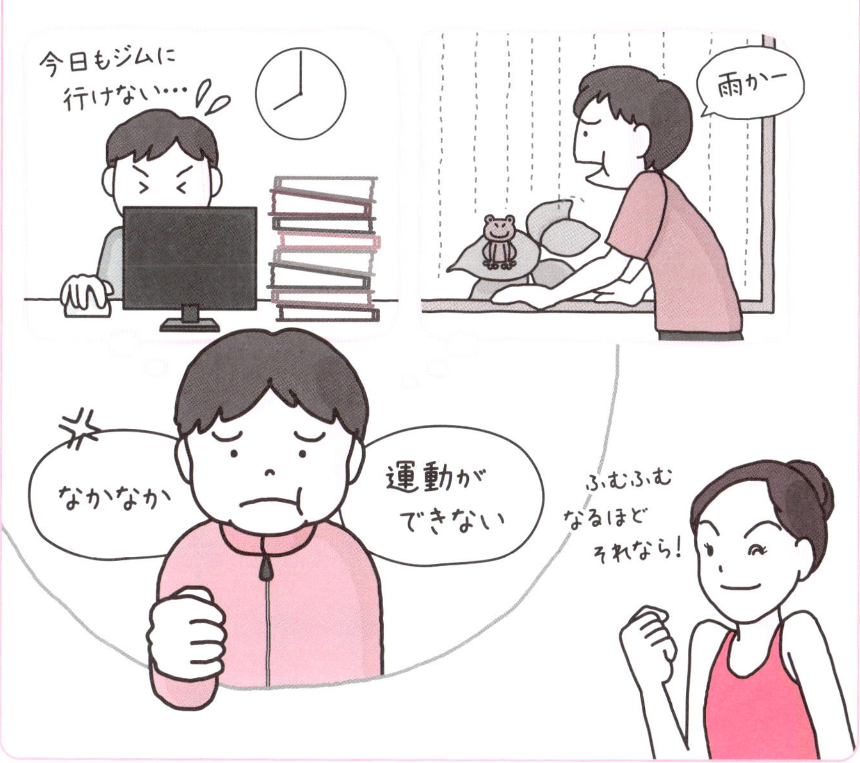
今日もジムに行けない……
雨かー
なかなか
運動ができない
ふむふむ
なるほど
それなら！

A41

Answer ■ いすや壁、何でも使って運動できます！

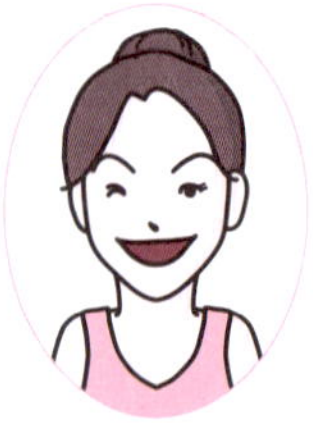

運動頻度が高いほど、運動効果も顕著に上がります。思うように運動を行えない日でも、自体重や身近にあるものをうまく活用して、さまざまな運動を日常生活に取り入れていくことができます。運動の間隔をあけすぎないことで、運動効果を持続させることができます。

解説 人はトレーニングなどの刺激により、適応的な変化をし、生理機能が向上します。その刺激の頻度が低ければ（週に１回）、向上した生理機能は次の刺激までに低下し、頻度が高ければ高いほど、生理機能は漸増します。特に毎日行うと、急激な増加がみられます。

このようなことからも、運動の間隔をできるだけあけないことは、効果を出す上でとても大切です。また、刺激した部位や体力要素のみにしか運動効果は表れないこと（特異性の法則）から、さまざまな種類の運動を組み合わせることも大切です。

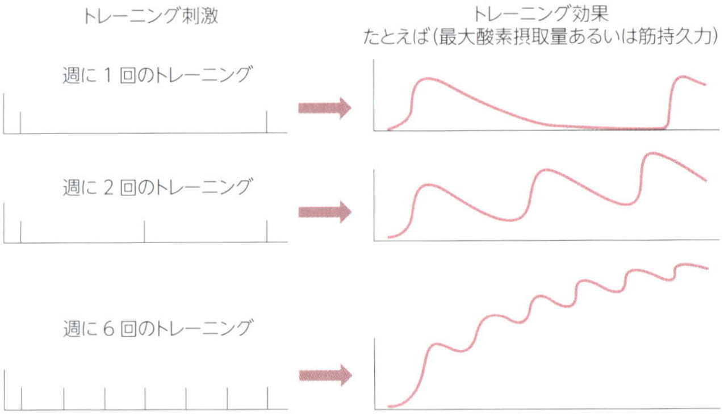

文献 1）より

図■トレーニング刺激とトレーニング効果に関する古典的モデル

【自宅やオフィスでできる、簡単エクササイズ】

◆有酸素性運動

- 床に座ってお尻歩き
- 座ってその場足踏み・お尻歩き（テレビを見ながら、好きな音楽を聴きながら１曲分、など）
- 立ってその場足踏み（テレビを見ながら、好きな音楽を聴きながら１曲分、など）
- 階段の昇り降り（昼休みだけ使ってみる、下りだけ使ってみる、自宅であ

れば、１段だけのステップ運動）
- シャドーボクシング
- エアなわとび

◆**筋力トレーニング**

(1) 下半身

《スクワット》(もも前、もも裏、お尻)

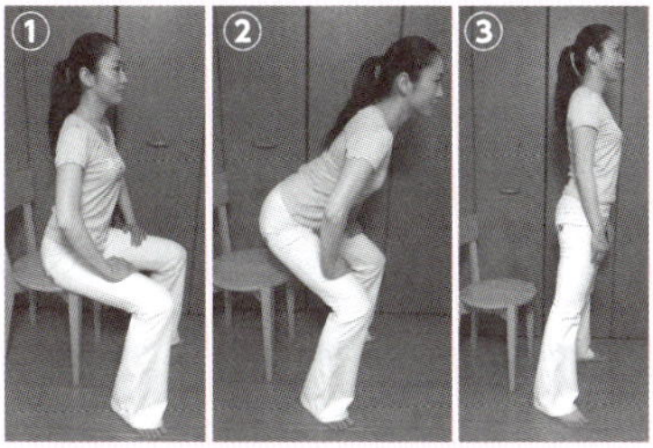

①いすに浅く腰かけ、足は肩幅に開きます。
②～③ももに手を置き、背筋を伸ばしてゆっくり立ち上がります（座るときは、お尻を突き出すようにして行います）。

《レッグランジ》(もも前、足の付け根)

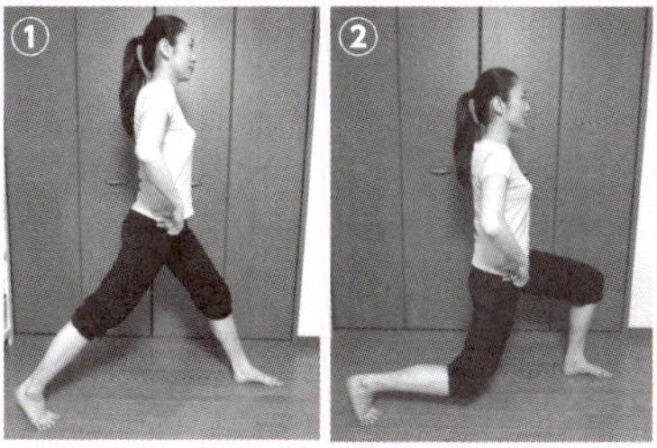

①足を前後に大きく開き、うしろ足のかかとを上げます。
②上半身は床と垂直に保ったまま、前の足、うしろの足とも 90°まで曲げます（反対の足も行います）。

《ヒップリフト》(お尻、もも裏)

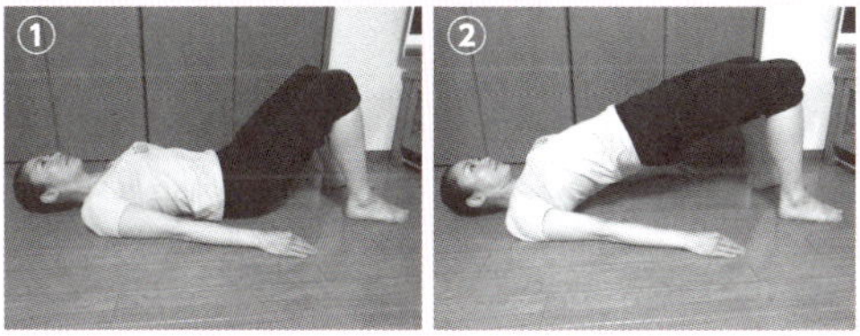

①膝の角度が 90°くらいになるようにして、仰向けに寝ます。
②肩から膝までが一直線になるまで、お尻を持ち上げ、下ろします。

《ヒップヒンジ》

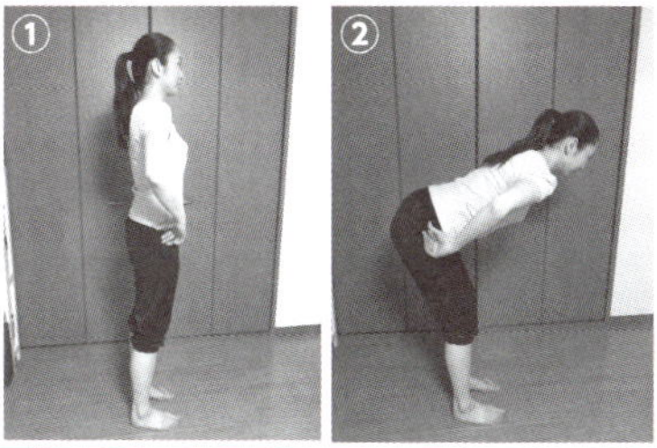

①背筋を伸ばし、股関節から上半身をお辞儀をするように倒します（姿勢が崩れない深さまで）。
②もも裏やお尻を感じながら、背筋を伸ばしたまま起こします。

(2) 上半身

《プッシュアップ(壁を使った方法)》(胸・二の腕)

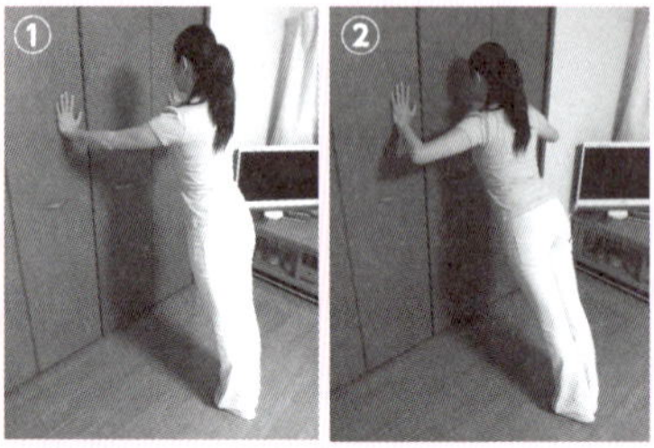

①肩幅より広めに、両手を壁につきます。
②背筋を伸ばしたまま、肘を外側へ開くように曲げ、伸ばします。

《リバースプッシュアップ》(二の腕)

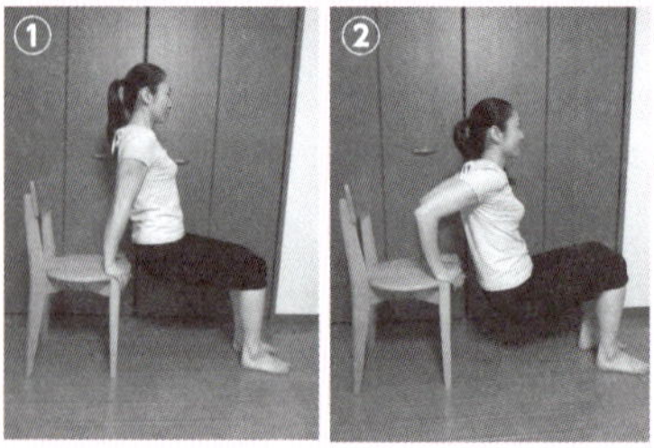

①肩幅に手をつき、指先をいすのふちにかけ、お尻を浮かせます。
②肘を真うしろに曲げ、伸ばします。

《タオルでローイング》

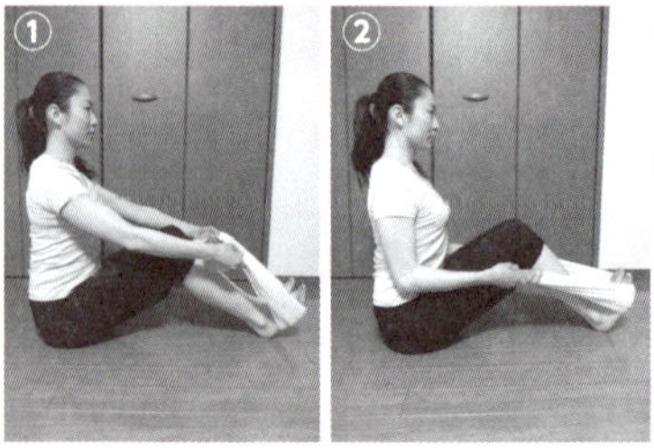

①軽く膝を曲げて座り、足の裏にタオルをかけます。
②背筋を伸ばし、胸を張り、肘をうしろへ引きます。

(3) 体幹

《ドローイン》座位

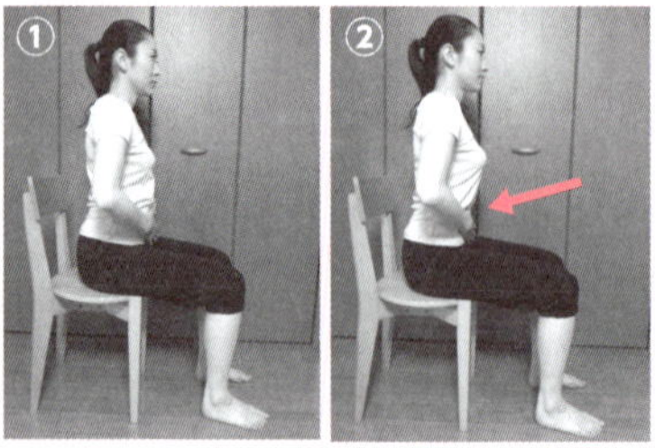

①お腹に両手をあて、座ります(立ちます)。
②おへそを背骨のほうへ引き寄せるように、お腹をへこませます。

《ドローイン》立位・よつばい

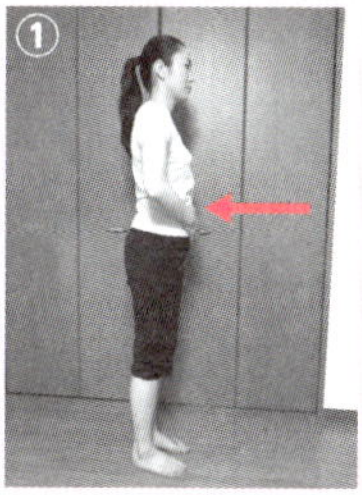

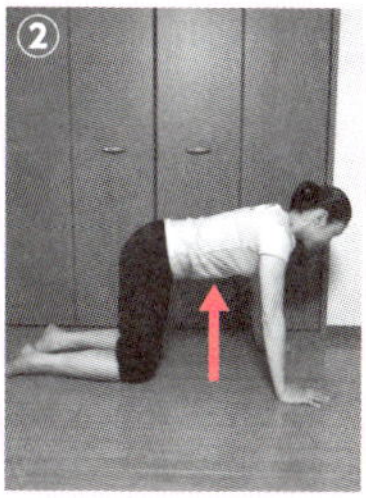

①立位：座位と同様に行います。

②よつばい：肩の下に手、股関節の下に膝をつき、背筋を伸ばし、お腹をへこませます。重力がかかる分、きつくなります。

《プランク》膝つき・つま先

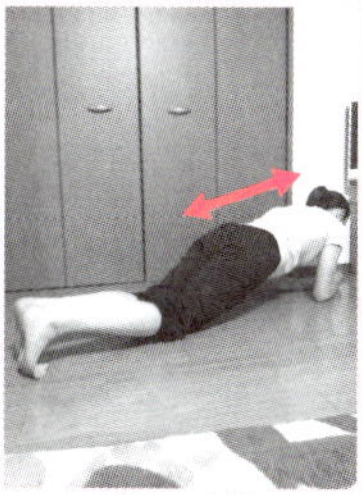

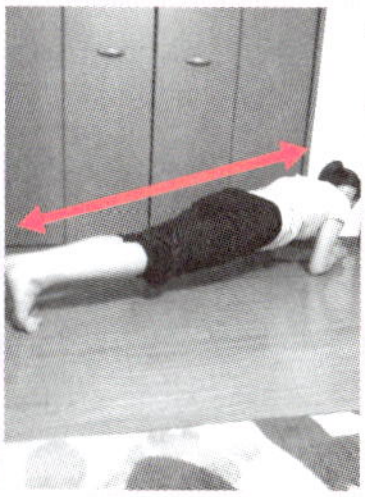

背筋を伸ばし、頭から膝（かかと）までが一直線になるように保ちます。

膝つきがラクにできるようになったら、つま先にチャレンジします。ここで「ドローイン」を行うとさらに効果的です。

《サイドライン》

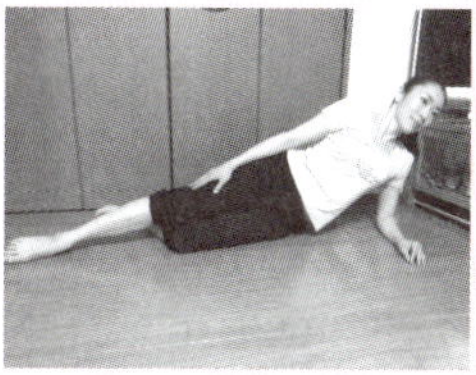

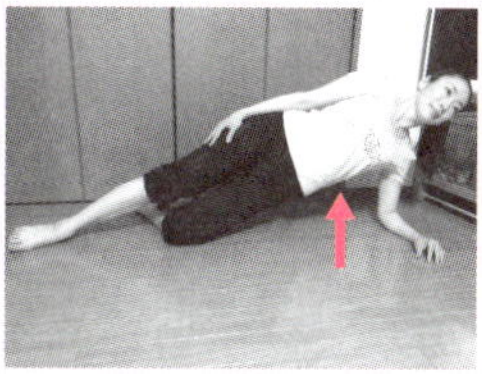

横向きで肩の下に片肘をつき、頭から膝までが一直線になるよう持ち上げ、下ろします（反対側も行います）。

《ニーリフト》（片足・両足）

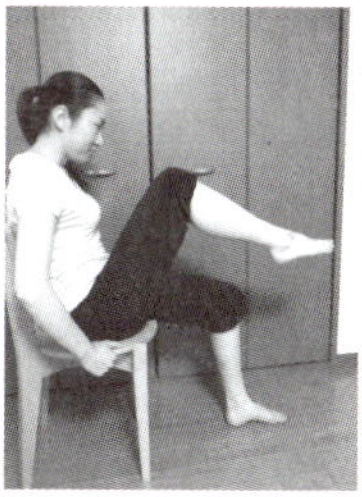

いすに座り、背もたれに背中をつけ、背中を丸くします。おへそを中に入れ、下腹をへこますようにして膝を持ち上げ、下ろします。

※回数・セット数について

自体重で行うトレーニングは、その人の筋力によって効果的な回数・セット数が変わります。まずは、10回×1セットから始め、少しずつ回数やセット数を増やすとよいでしょう。

また、自体重のトレーニングは負荷が軽いため、できる時にいつでも行うというスタンスのほうが効果的です。

室内ストレッチ ➡ P.142

Q 42

Question

日常的に運動を継続するコツは何ですか？

— さまざまなバリアが課題

Qの背景「運動は大切」「健康のために運動しなくてはならない」「いろいろな運動を知っているし、効果が出ることもわかっている」……でも、続かない。頭ではわかっているけれど……。

本当に運動が必要な方ほど、そんな悩みを抱えている方が多いです。運動を継続するコツは、なんでしょうか。

やる気はあるのに邪魔ばかり……

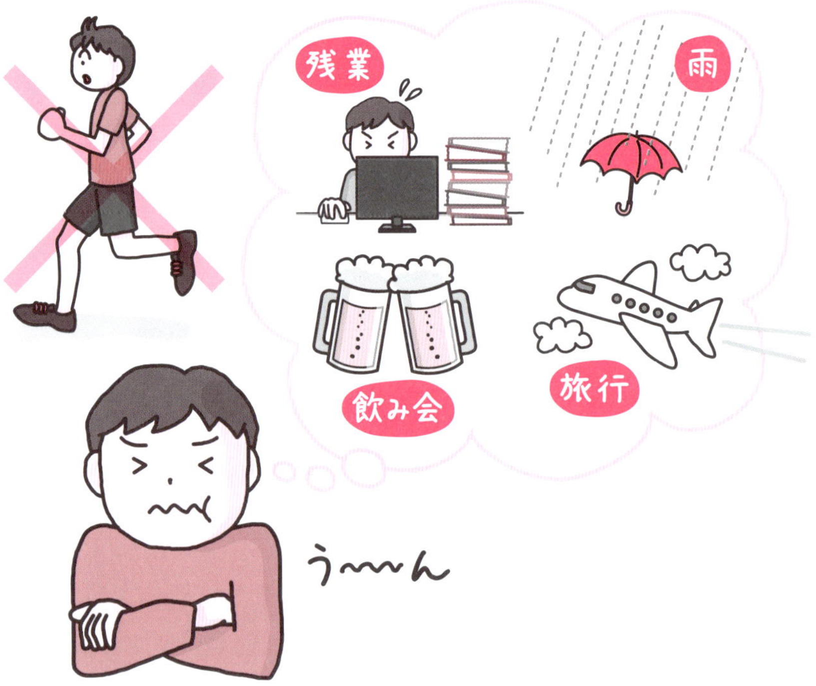

Answer 続かないのは『意志が弱いから』ではない！

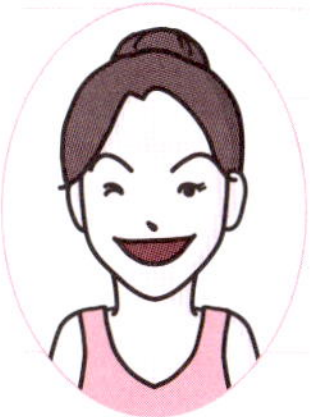

運動を『特別なもの』『特別な時間』と考えるのではなく、『日常生活の延長』『生活の一部』として考えることが大切です。また、人間の心理的な側面も理解すると、自身をコントロールしながら継続することができます。

解説 実は、健康のために『行わなければならない運動』というのは本来続かないものです。ですから、続かないことが悪いことではなく、どうしたら続けられるかを、それぞれの生活習慣に当てはめて考えていくことが大切です。

また、まじめな人ほど『やる』か『やらない』かの二者択一で考えやすいところがありますが、「何もやらないよりはわずかなことでもやったほうがマシ」くらいの気持ちで十分です。

運動を継続する上でのポイントを挙げてみます。

①続けようとしている運動が、その人の体力や好みに合っているか

現代はさまざまな情報が飛び交い、ダイエットや運動の情報もたくさんあります。誰かが痩せたからといって、その方法が自分にぴったり合うとは限りません。日頃運動していない人が急にジョギングを始めても、痩せるどころか、怪我をしたり、きつすぎて１回で断念してしまうでしょう。

達成できそうな、適度な運動内容や頻度になっているかなども、続ける上での大事なポイントです。

②生活の中に、運動を組み込む

１日の生活の中で、どの時間に何をしているか。顔を洗う、お風呂に入る、歯を磨く、通勤通学、など、毎日行うこととセットにして運動を行うと、忘れにくく継続しやすくなります。

③運動を続けた結果のプラスのイメージができているか

短期的な目標だけでなく、５年後、10年後、さらにその先はどんなふうにありたいか、例えば『生まれたばかりの孫が、成人を迎えるときには、記念に一緒に旅行へ行きたい』などと、具体的なイメージを持つだけでも、継続の動機づけとなります。

④逆戻り（人はもともと続けられない）に備える（３歩進んで２歩下がる、くらいのきもちで）。

行動を妨げる要因を、バリア要因といいます。悪天候や体調不良、旅行や生活環境の変化などで一時運動をやめてしまう（逆戻り）こともあります。実はこれは、本人の意志が弱いのではなく、誰にでも起こりうることで、だからこそ、あらかじめ対応策を考えておくことが必要です。

自分自身に起こりやすいバリア要因、例えば、『急な残業が多い』とすれば、夜よりも朝や休日に運動をする、残業した日はすべて階段を使って移動する、など決めておきます。このバリア要因を取り除くことがうまくできれば、運動の継続はしやすくなります。

⑤セルフエフィカシー（自己効力感）の増強

セルフエフィカシーとは、『できる』という見込み感や自信（自己効力感）のことで、これを増強することで、継続につながります。

社会的認知理論を体系化した社会心理学者バンデューラによると、過去の成功体験をすり込む『遂行行為の達成』、他人の成功や失敗の様子を観察する『代理的体験』、指導者や他者からの自信を持たせる教示・確認・称賛をする『言語的説得』、能力や機能の変化を数値だけでなく感覚で感じ取らせる『生理的および情動的喚起』の４つの情報により、セルフエフィカシーを増強できるとしています。

⑥強化

行動に伴って現れる結果に報酬を与えると、継続がしやすくなります。旅行が趣味なら、１か月ウォーキングをがんばったご褒美に旅行へ行く、などと捉え方を変えます。

また、行動を妨げる要因を取り除くことも、継続につながります。汗をかくのが嫌ならシャワー付きのスポーツ施設に通う、などです。

豆知識　保健指導で役立つ面接法

保健指導などで役立つ、精神科医ミラーと臨床心理士ロルニックにより開発された面接法の一部をご紹介します。

《動機づけ面接のポイント》

①共感を示す

はい、いいえでは答えられない質問をし、相手の良い特徴を認め受け入れる。うなづく。聞いた内容をまとめ、繰り返す、言い直す、聞き返す。

②矛盾を引き出す

できない理由（デメリット）、やったほうがいい理由（メリット）をそれぞれ挙げてもらい、内容を整理しながら矛盾に気づかせ『それではどうしたらいいでしょうか？』と投げかける。こちらの意見は一切はさまず、考えさせる。

③将来について考えさせる

その行動をしたことで、またはしなかったことで、未来はどう変わるか？　を聞き、現実に目を向けさせる。

相手に喋らせ、会話の内容に魅力的な理由づけをしていき、対象者本人がそうしたいと決心することが、一番大切で必要なことです。

表■変容プロセス（介入例は運動）

プロセス	定義および介入例
〈経験的プロセス〉	
意識の高揚 **はは一ん**	その人が新しい情報を探したり、問題行動に関する理解やフィードバックを得るための努力 介入例：簡単な知識を与えたり、健康雑誌を読むことをすすめる
ドラマティック・リリーフ **ドキリ！**	変化を起こすことに関する情動的様相、しばしば問題行動に関係する激しい感情的経験を伴う 介入例：運動不足でいたため重篤な疾患にかかった人について考えさせる
自己再評価 **イメージ？**	問題行動に関してその人が見積もる感情的および認知的な価値の再評価 介入例：運動不足のままでいくとどうなるのか、また運動を行うことで自分の生活がどのように変わるかをイメージさせる
環境的再評価 **迷惑**	問題行動がどのように物理的・社会的環境に影響を与えているかをその人が考えたり、評価すること 介入例：その人が運動不足になることによって生じる家族や友人への影響を考えさせる
社会的解放 **どこ、なに？**	代替行動を取ったり、問題行動のないライフスタイルの促進が社会でどのように進んでいるかをその人が気づいたり、利用の可能性を探ったり、受容すること 介入例：ウォーキングサークルや散歩道などを紹介する
〈行動的プロセス〉	
反対条件づけ **代わりに**	問題行動への代替行動を行うこと 介入例：近い距離ならば、車ではなく歩いていくようにすすめる
援助関係 **助けて**	問題行動を変化させる試みの最中に、気遣ってくれる他者の援助を信頼し、受諾し、使用すること 介入例：ママさんバレーを行っている間、子どもを誰かに預かってもらう
強化マネジマント **褒美は？**	問題行動を制御したり、維持する際に随伴する内容を変化させること 介入例：ウォーキング習慣が1か月続いたら、自分に報酬を与えたり、ウォーキング活動を妨げているバリア（罰）を取り除く
自己解放 **言質**	問題行動を変化させるために行うその人の選択や言質のことで、誰もが変化できるという信念を含む 介入例：家族や同僚にウォーキングすることを宣言する
刺激コントロール **きっかけ、合図**	問題行動にきかっけとなる状況や他の原因を制御すること 介入例：玄関の一番目立つ所にウォーキングシューズを置いておく

文献 1）より

第5章　引用・参考文献

Q34

1）入來正躬編：体温調整のしくみ，文光堂，1995.

Q35

1）財団法人健康・体力づくり事業財団：健康運動指導士養成講習会テキスト，p.536，2013.
2）慈恵会医科大基準

Q36

1）Miyachi M et al. METsin adults while playing active video game, a metabolic chamber study, Med, Sci, Sports Exerc, 2010, 42 (6) 1149-1153.

Q38

1）Bemben et al. Dose-response effect of 40 weeks of resistance training on bone mineeral density in older adults, Osteoporos Int, 2011, 22 (1) 179-186.

Q40

1）Schjerve IE et al. Both aerobic endurance and strength training programmes improve cardiovascular health in obese adults, Clin Sci 115, 283-293, 2008.
2）Handschin, Spiegelman : The role of exercise and PGC1α in inflammation and chronic disease, Nature 454, 463-469, 2008.

Q41

1）財団法人健康・体力づくり事業財団：健康運動指導士養成講習会テキスト，p.347, 2013.

Q42

1）財団法人健康・体力づくり事業財団：健康運動指導士養成講習会テキスト，p.841, 2013.

第6章

運動指導＋α

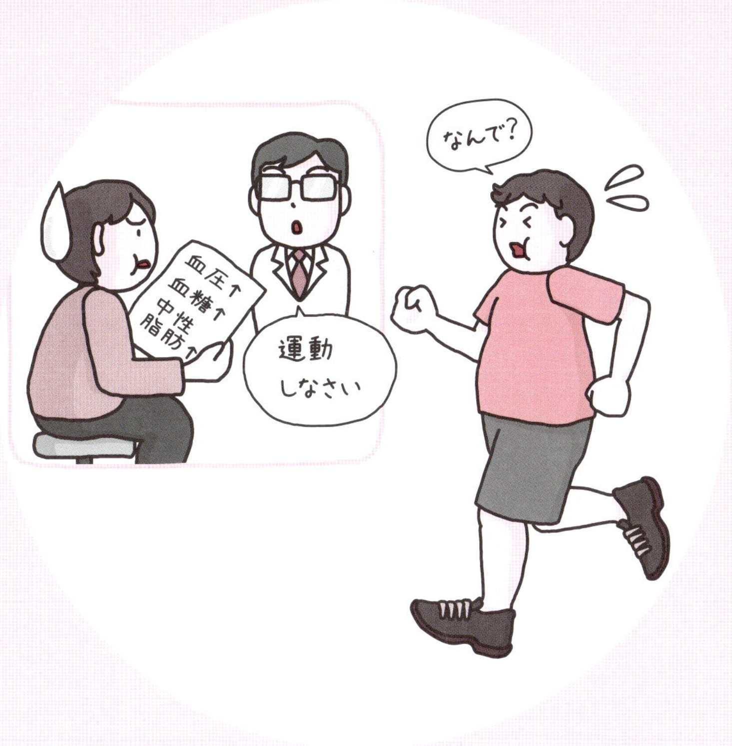

Q 43

Question

仕事が忙しくて運動する時間がありません

— 細切れ運動でも効果はあるのか？

Qの背景 運動はできればやりたいと思うのですが、仕事が忙しくなかなか時間がとれません。以前体重を減らすには30分連続で運動しないといけないということも聞いたことがあります。まとまって30分となると平日ではとても無理です。どうすればいいのでしょうか？

忙しいんだよね……

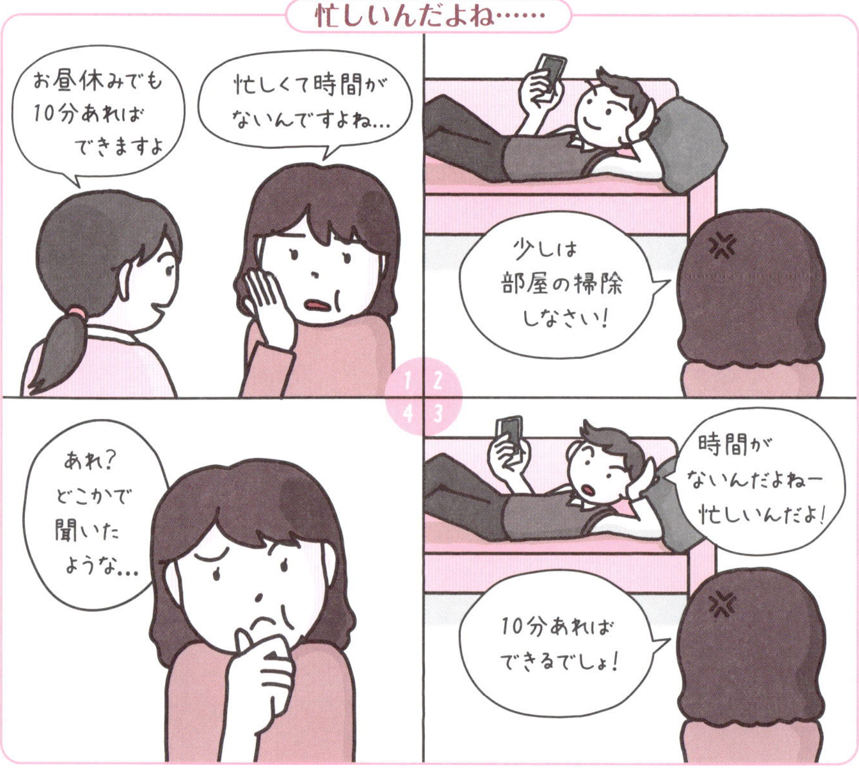
お昼休みでも10分あればできますよ
忙しくて時間がないんですよね…
少しは部屋の掃除しなさい！
時間がないんだよねー忙しいんだよ！
10分あればできるでしょ！
あれ？どこかで聞いたような…

Answer 細切れでも効果あり

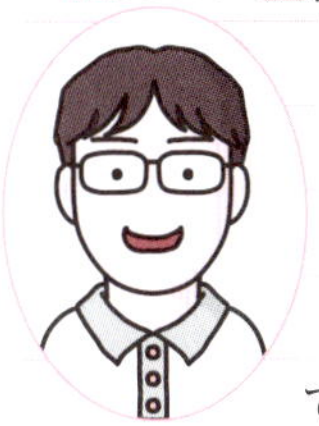

身体活動量と生活習慣病予防の効果は、量反応関係（やればやるだけ一定の効果がある）がありますので細切れで行ってもかまいません。仕事や家事の合間など毎日の生活の中のどの場面で身体活動が増やせるかを振り返ってみて、少しの時間でも有効に活用しましょう。

解説 以前は、心肺持久力の向上や減量を目的とした運動を行う場合、20～30分の連続した有酸素性運動がすすめられてきました。しかし、最近の各国の身体活動ガイドラインを見ると、10分程度の身体活動を数回に分けて行ってもよいという傾向になってきました。わが国でも平成25年度より厚労省から、「アクティブガイド― 健康づくりのための身体活動指針 ―」が新たに発表され、「プラス10（テン）」、今よりも10分多く、がキャッチフレーズとなっています。仕事で忙しい人でも、すぐにチャレンジすることができそうですね。

エビデンス Jakicicら（1999）は、一般の成人女性148名を対象に6か月間の歩行による減量プログラムの効果と、その後12か月間のリバウンドについて調査しました。全被験者とも1日20～40分間の速歩を行いましたが、グループは無作為に、①長時間運動（20～40分連続運動）、②自宅での短時間運動（10分×2～4回）、③研究室での短時間運動（10分×2～4回）に分類し、減量効果を検討しました。その結果、6か月間の減量効果は3グループで差は認められませんでした。さらに、その後の減量効果は、自宅での短時間運動が最もリバウンドが少ないという結果が示されました。運動は細分化しても効果が得られるとともに、自宅で習慣的に行うと、その後のリバウンドも少ないと考えられます。

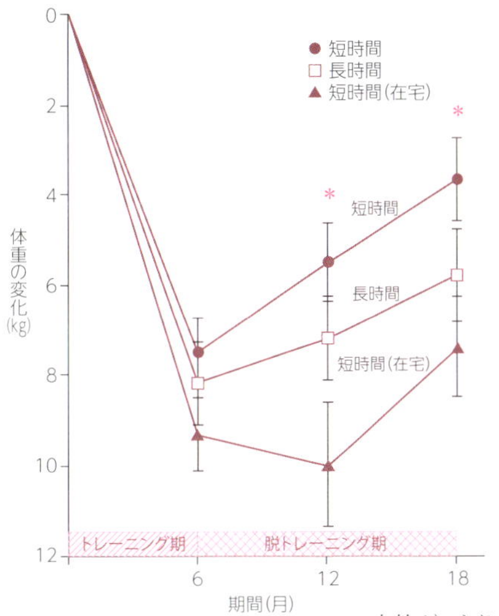

文献1）より

図 間欠的有酸素トレーニングにおける継続時間の違いと減量効果

Q 44

Question

運動しても痩せない人にはどうすればいいですか？

― 運動は“する”ことそのものに大きな意義がある

Qの背景「2週間ほど徹底的に運動をしましたがまったく痩せません。周囲にいくら食べても太らない人もいますし、これは運動で痩せない体質なのでしょうか？」。こんな質問を受けることがあります。効果がなかなか現れないのはドロップアウトの原因になります。運動しても痩せないという人には、どんなアプローチが良いのでしょうか？

痩せないのは体質のせい？

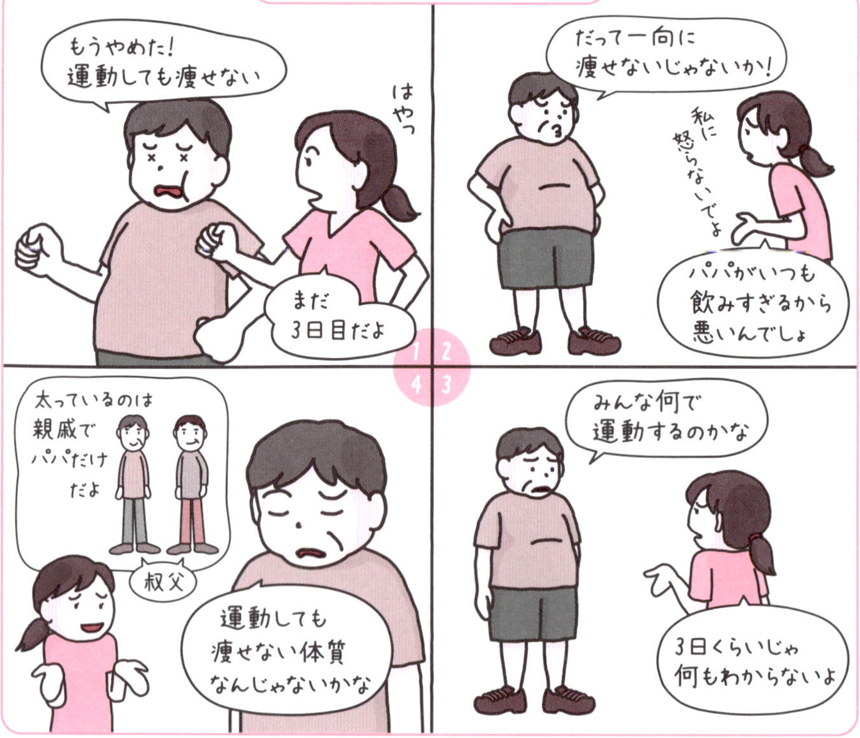

もうやめた！運動しても痩せない
はやっ
まだ3日目だよ
だって一向に痩せないじゃないか！
私に怒らないでよ
パパがいつも飲みすぎるから悪いんでしょ
みんな何で運動するのかな
3日くらいじゃ何もわからないよ
太っているのは親戚でパパだけだよ
叔父
運動しても痩せない体質なんじゃないかな

Answer 継続することで、必ず効果がある

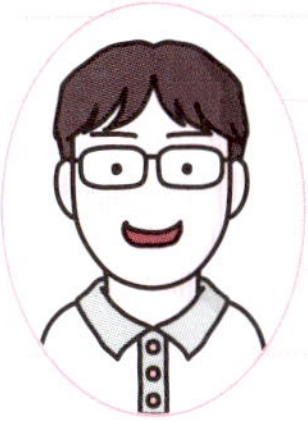

減量は、効果が現れるのに時間がかかるといわれています。運動することそのものが体力を高め、生活習慣病を予防し、介護予防にもなり、長寿にもつながります。運動継続の意義を知り、減量効果が現れるまで辛抱強く待ちましょう。また、食事療法を加えることで減量効果が高まります。

解説 2004年に世界保健機構から死亡に関連する19の危険因子が発表されました。第1位は高血圧、第2位は喫煙、第3位は高血糖、そして第4位は身体不活動（運動不足）となりました。運動不足は第5位の肥満よりも死亡リスクとの関連が高いという驚きの結果です。さらに近年、日本人を対象とした死因に関連する危険因子が報告されましたが、第1位は喫煙、第2位は高血圧、そして運動不足はなんと第3位と発表されました。「運動は健康に良い」ということは誰でもわかっていると思いますが、最新の研究成果は「運動は健康に本当に良い」ということを実証しています。また、減量の場合は、血圧や血糖コントロールと比較して運動効果が遅れるともいわれています。体力向上や他の運動効果を伝えるなど、継続させるためのフォローアップが重要となります。

エビデンス Ikedaら（2012）は、日本で行われた複数の疫学研究を基に、日本国民の死亡に関連する危険因子を発表しました。その結果、最も死亡者数の多かった危険因子は喫煙、第2位は高血圧、そして運動不足（physical inactivity）は第3位であったと報告しています。死因について細かく見てみると、運動は心筋梗塞や脳梗塞などの循環器疾患とがんの予防に効果が期待できそうです。運動がなぜ長寿と関連するかについては、心臓や血管、呼吸器、骨格筋などさまざまな臓器・組織の機能を高めることができることが理由として考えられますが、まだ不明な点も数多く残されています。

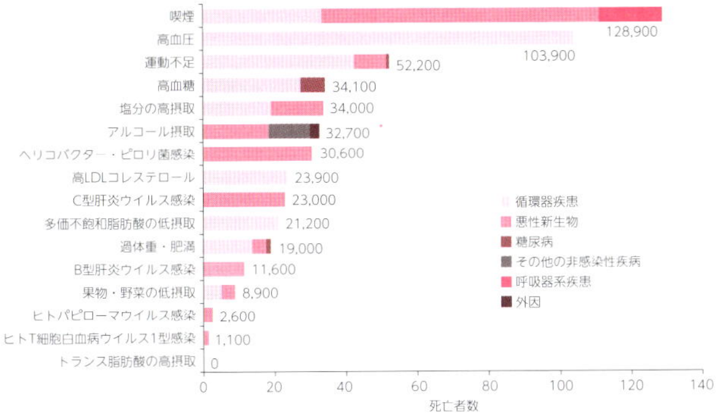

* アルコール摂取は、循環器疾患死亡2,000人、糖尿病死亡100人の予防効果が死亡者数推計値として報告されているが、図には含めていない。

文献1）より

図 日本人の死亡に関連する危険因子：日本人疫学研究のメタ解析の結果から

Question

ロコモティブ シンドロームってなに？

― 世界最高水準の超高齢社会である日本の課題

Qの背景 ロコモティブシンドロームという用語を耳にするようになりました。特に、高齢者の間で最近話題となっています。介護に関係があるようで興味があります。メディアにもたくさん紹介されていますが、どういう意味なのでしょうか？

ロコモが話題……

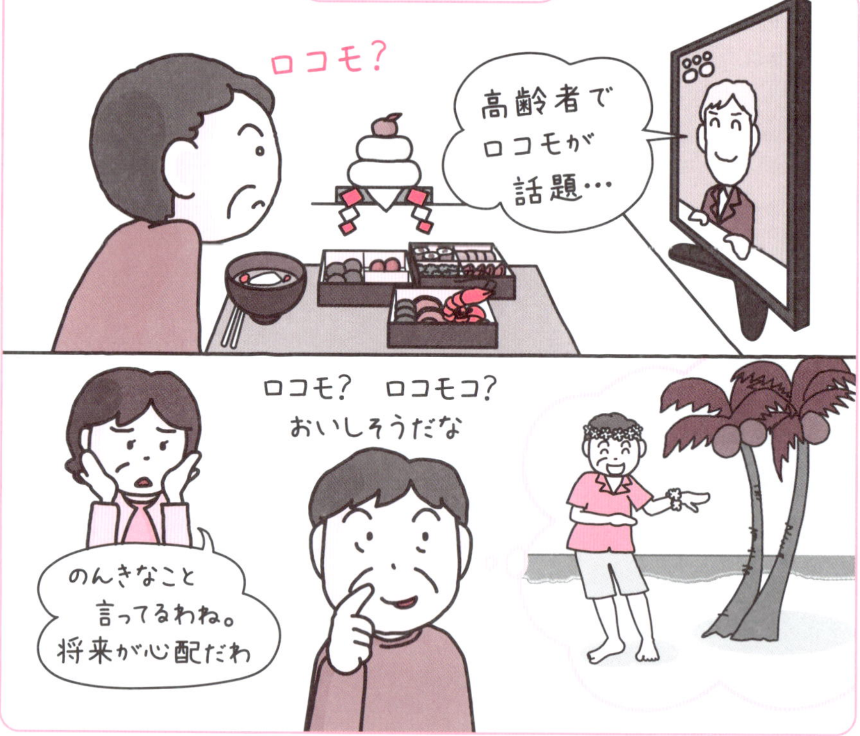

Answer 運動器の障害によって要介護リスクが高い状態になること

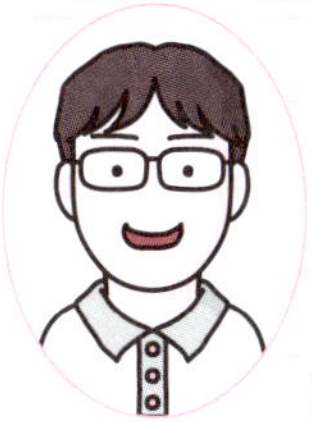

ロコモティブシンドロームとは、骨や筋肉、関節など運動器の障害による要介護の状態や要介護リスクの高い状態を表す言葉です。加齢とともに進行しますが、70歳代から急激に増加し、80歳以上の日本人では10～15%がロコモティブシンドロームに該当するといわれています。柔軟性や筋トレで足腰を鍛えることがロコモ予防として推奨されています。

解説 2010年の日本人の平均寿命は、女性が86.39歳、男性が79.64歳と、男性は世界4位、女性は26年連続1位であったことが厚生労働省から発表されました。このような、世界的な超高齢社会を迎えている日本ならではの健康問題であるロコモティブシンドローム(通称ロコモ)が今話題となっています。ロコモとは、骨や筋肉、関節などの運動器の障害による要介護の状態や要介護リスクの高い状態を表す言葉で、2007年に日本整形外科学会から提唱されました。階段を上がるときに手すりが必要であったり、15分間連続して歩けない、家の中でつまずいたり、滑ったりする、などがロコモのチェックポイントといわれています。その原因は、脳血管障害や関節疾患、骨粗鬆症による骨折などさまざまですが、運動器の加齢による機能低下が引き金となるケースが多いようです(参考 ➡ P.131)。

エビデンス 介護関連スコアとして世界的に知られているSF-36というアンケート調査があります。Hiranoら(2012)は、日本人高齢者を対象にロコモと介護関連リスクとの関係について検討しました。その結果、ロコモあり群はなし群と比較して、身体面およびメンタル面ともに介護関連スコアは有意に低いことがわかりました。ロコモを予防することがすなわち介護予防につながる、ということですね。

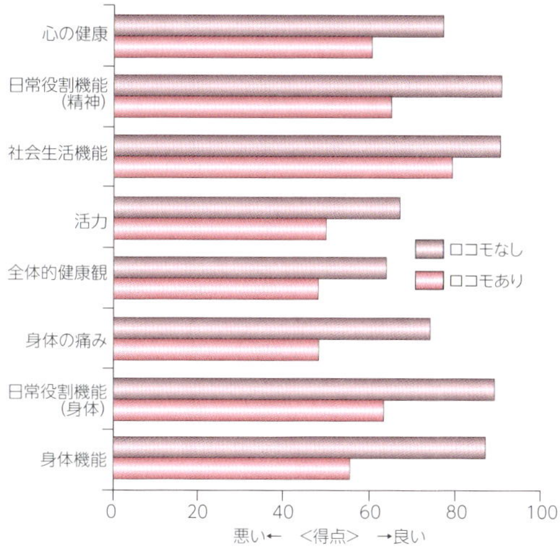

文献1)より

図 ロコモティブシンドロームと介護関連スコア(SF-36)との関係

Q 46

Question

サルコペニアの対応策は？

― 本当は怖い筋肉の老化

Qの背景 足を細く見せたい！という願望は女性なら誰でもあると思います。「筋トレをするとかえって筋肉がついて足が太くなると思うので、私は筋肉なんかつけなくてもいいと思っているのですが、いけませんか？」といわれることもあります。こういうケース、どうすればいいのでしょうか？

どっちを選ぶ？

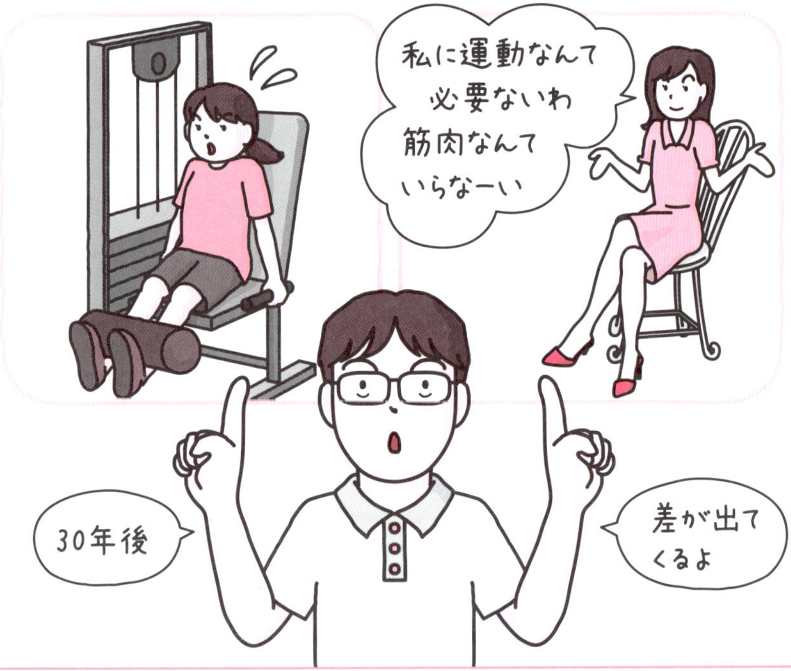
私に運動なんて
必要ないわ
筋肉なんて
いらなーい
30年後
差が出て
くるよ

豆知識　筋トレの効用

加齢によって減りやすい筋肉は、大腿四頭筋と腹直筋です。したがって、サルコペニア予防には、スクワットという脚の筋肉を鍛える筋トレや腹筋運動が欠かせません。これらの部位の筋力トレは、年をとっても健康で活動的な日常生活を送るために優先して行いたい運動です。

Answer ■適度な筋トレが必要

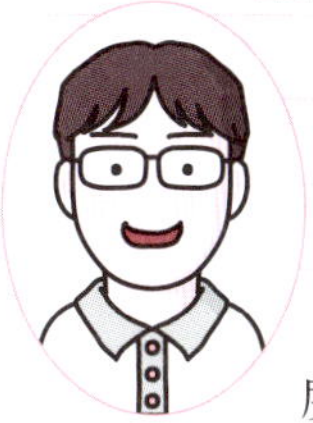

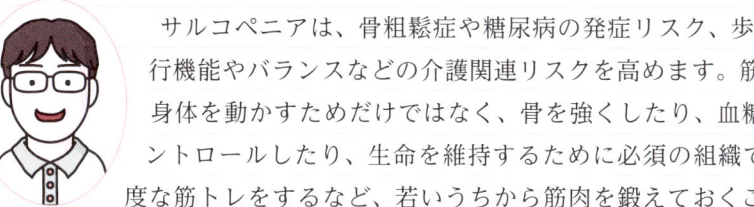

サルコペニアは、骨粗鬆症や糖尿病の発症リスク、歩行機能やバランスなどの介護関連リスクを高めます。筋肉は身体を動かすためだけではなく、骨を強くしたり、血糖値をコントロールしたり、生命を維持するために必須の組織です。適度な筋トレをするなど、若いうちから筋肉を鍛えておくことが大切です。なお、脚が太くなる最も大きな原因は皮下脂肪の蓄積です。下半身の筋トレは脚の脂肪を減らす効果があります。

解 説 加齢による筋量の減少とそれに伴う筋力低下を「サルコペニア」と呼んでいます。

筋肉は骨に直接つながっていますので、筋量が少なくなると骨への刺激が少なくなり、骨密度が低下します。また、体内の糖分の保管場所はほとんどが筋肉で、血糖値の調節も筋肉で行われます。加齢によって筋量が減少すると、血糖値の上昇やその調整能力が低下します。

また、高齢者の筋たんぱく質の合成は、インスリン抵抗性によって阻害されることが確認されています。したがって、サルコペニア予防のための運動としては、インスリン抵抗性を改善する有酸素性運動も有効であると考えられます。ここで注意したいのは、1日のエネルギー出納バランスがマイナスとなると、生体内ではたんぱく質の分解が亢進します。つまり減量中は、場合によっては筋トレ効果が低くなることも考えられます。減量かサルコペニア予防か、どちらを優先すべきかを考えて運動をすすめる必要がありそうです。

エビデンス 日本人を対象とした研究でも、サルコペニアの人はそうでない人よりも全身の骨密度が低いことがわかっています。また欧米の研究でも、閉経後女性の骨粗鬆症のうち50％の人がサルコペニアであるともいわれています。骨粗鬆症の方が転んで足や腰の骨を骨折すると、重症の場合は寝たきりとなってしまいます。若いうちからの筋肉づくりは、介護予防には大切なことなのです。

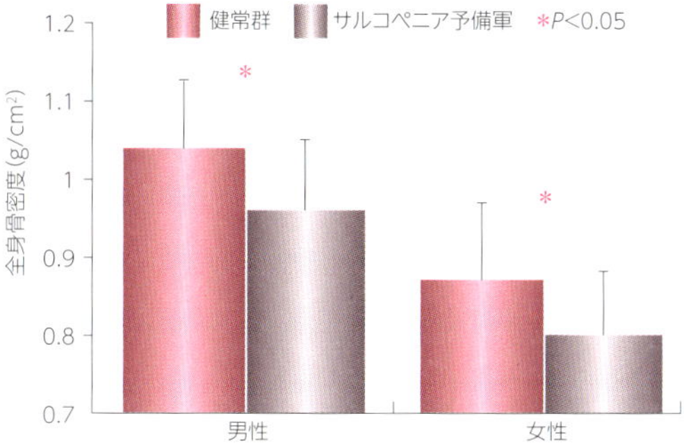

文献 1）より

図■日本人成人男女のサルコペニアと全身骨密度との関係

Q 47

Question

高血圧、高血糖、脂質異常に運動が効果的なのはなぜですか？

― 運動によって何が変わるの？

Qの背景 高血圧症、脂質異常症、糖尿病の治療ガイドラインを見ると、運動習慣と好ましい食習慣といった生活習慣の改善は最初の手だてとされています。しかし、そのメカニズムを理解して運動されている方は少ないようです。効果を高めるためにはそのメカニズムを知り、正しい運動の実施方法を工夫することが必要です。ここでは、運動が高血圧、高血糖、脂質異常の改善をもたらすメカニズムについて解説します。

なんで運動？

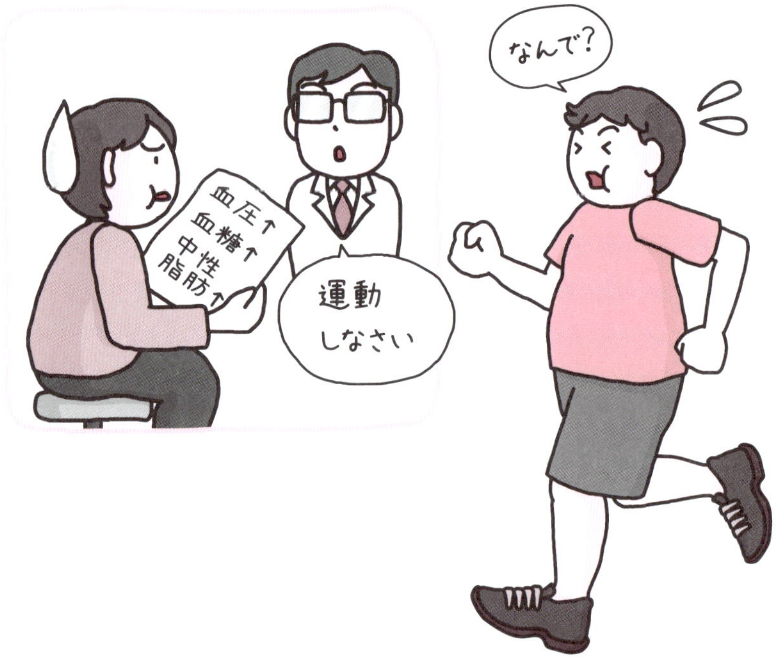

Answer 筋にも内臓にも神経にも脂肪にも効くため

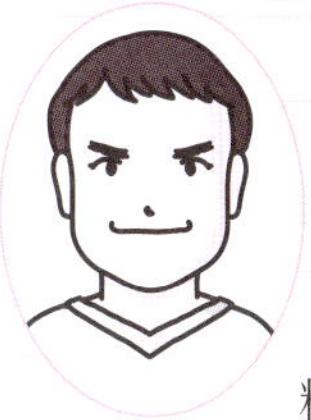

運動はエネルギーを消費します。エネルギーの基になっているのは血液、骨格筋、肝臓、脂肪組織などに蓄えられた、糖（炭水化物）であり脂肪です。運動によるエネルギーは活動筋で糖や脂肪を燃やすことにより作られているので、血液中の糖や脂肪も筋中に取り込まれ、血中濃度が減ります。高血圧は動脈が硬くなり収縮して血液が流れにくくなることが原因ですが、運動により筋肉や内蔵に多くの血液が流れると、動脈が拡張し血圧が低下します。こう考えると、より多くのエネルギーを消費し、多くの血液が活動する筋に流れるような運動が高血圧、高血糖、脂質異常の改善には有効なので、ウォーキングやジョギングのような、より多くの筋肉を使い長時間継続する全身運動、すなわち有酸素性運動がより効果的だといえます。

解説 高血圧、高血糖、脂質異常はいずれも身体活動・運動不足や過食・偏食などの好ましくない生活習慣により引き起こされています。そもそも食事により過剰な糖や脂肪、食塩を摂取している影響が大きいので、運動だけでなく食事の改善も併せて行うことは不可欠です。さらに、運動不足や好ましくない食事に付随する肥満はより強力なリスクファクターです。したがって、肥満も解消しなければ十分な効果は得られません。運動だけで減量するのはムリで、食事の改善との併せ技が不可欠なのです。

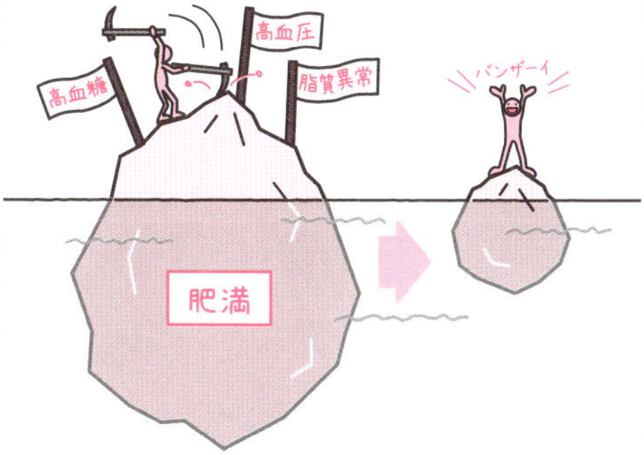

豆知識　有酸素性運動の効果

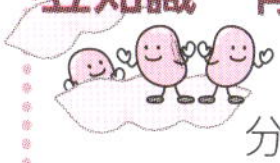

各学会が定める治療ガイドラインでは、運動療法として週あたり150分程度の有酸素性運動を推奨しています。疾患ごとに特別な運動を行う必要はなく、30分の運動を週5回など、さまざまな方法で実施することで、改善が期待できます。できれば20分以上継続するようなウォーキングなどが良いですが、細切れで行う家事や歩行や肉体労働のような運動でない生活活動でも、150分相当累積することで同様の効果が期待できることが最近の研究で明らかになりつつあります。

Q 48

Question

運動の種類によって、体型は変わりますか？

— あなたの理想の体型は？

Qの背景 例えば、マラソンランナーと競泳の選手では、まったく体型が違います。それぞれのスポーツの特性に最適な、筋肉や脂肪のつき方をしているからです。では、運動をしている一般の人も、運動の種類によって体型は変わるのでしょうか。

鍛え方はそれぞれ

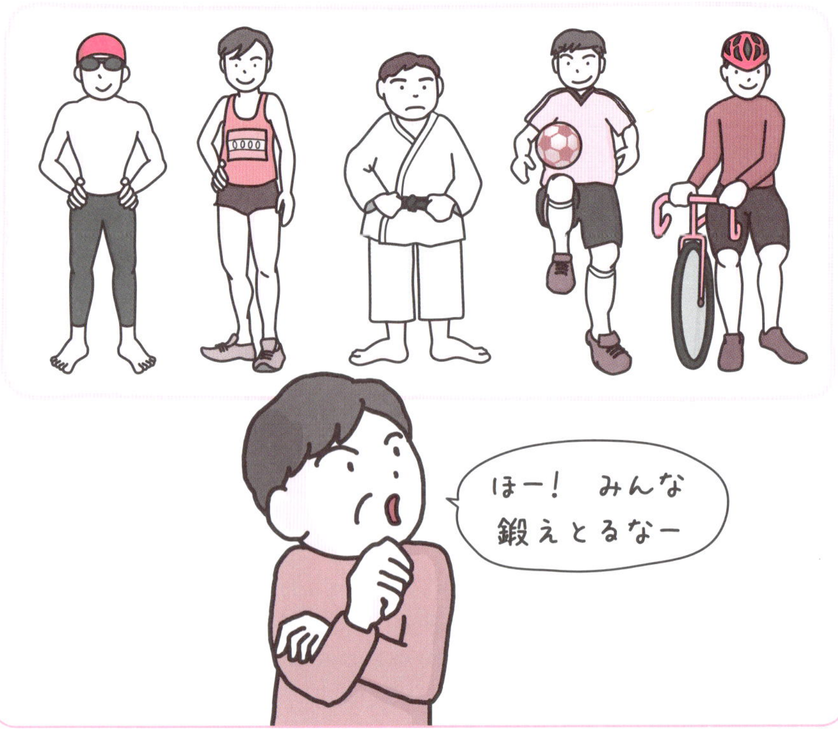

Answer ■身体は使ったように、変わります！

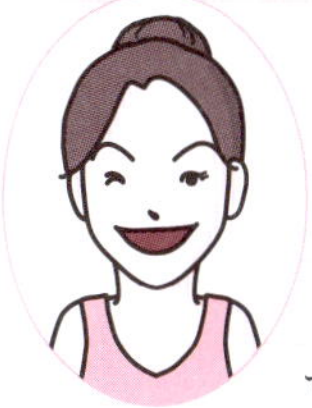

継続的に行う運動やスポーツの種類、運動によって鍛えられる体力の要素、身体の使い方によって、体型は変わります。トレーニングの原則を理解しておくと、その人の目指す理想体型に合った、より効果的な運動を選択することができます。また同時に、日常生活での身体の使い方にも意識を向けることが、ポイントとなります。

解説『トレーニング効果の特異性（specificity）』とは、トレーニングで刺激した機能（体力）にのみ、トレーニング効果が表れることです。ラットの走運動と水泳運動での動員される筋肉を示した図では、部位特異性を示しています（滑車上筋はラットの前足の筋肉で、人間では肘のあたりの筋肉）。

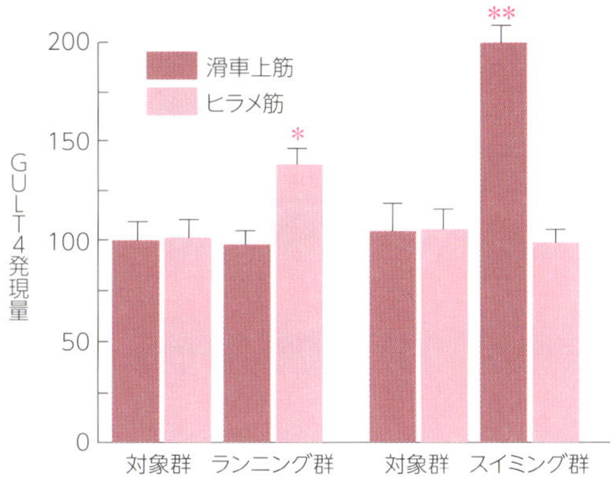

文献1）より

図■ラットを対象とした走運動と水泳運動によるヒラメ筋（後肢筋）と滑車上筋（前肢筋）のGLUT4発現量

例えばいくらランニングをしても短距離走は早くならないし、いくらテニスを練習しても泳げるようにはなりません。さらに厳密にいうと、トレーニングを行った関節可動域でしか筋力は発揮できないし、アイソメトリックなトレーニングをしても、動作の中では十分に筋力を発揮できない場合もあります。

この特異性は、体型にも当てはまります。いわば体型は、その人の身体の使い方の結果と言えます。関節の動かし方、重心のかけ方、姿勢、歩き方、日常生活や仕事でよく使う部位や、動作の癖でも、筋肉のつき方が変わり、体型が変わります。

A 48

運動を行う際に、その目的やフォーム・強度・頻度など、さまざまに意識して効果的に行うことはもちろん大切です。しかし、運動の種類にこだわる以前に、その土台となる姿勢や動作を作る、『日常生活での身体の使い方』にも、目を向けることが必要です。まず、その人の姿勢や動作がどうなっているか、そこの改善からでしょう。

緊張のないラクで美しい姿勢、無駄のない動きによって、運動の効果がさらに引き出せます。姿勢づくりや理想的な重心移動などを身につけていくようなエクササイズも、運動と並行して行うことが望ましいと考えられます。

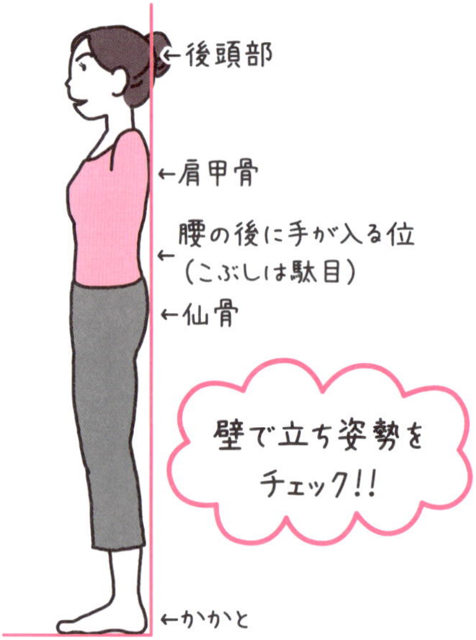

←後頭部
←肩甲骨
←腰の後に手が入る位
（こぶしは駄目）
←仙骨
壁で立ち姿勢をチェック!!
←かかと

図■姿勢のチェック

Column ロコモティブシンドローム VS サルコペニア

ロコモティブシンドロームとサルコペニアは、似たような言葉のようですが、概念的に異なります。ロコモティブシンドロームは、2007年に日本整形外科学会から提唱された日本発の用語で、骨・筋肉・関節等運動器の障害の総称となります。

ロコモは国民病とも言われ、変形性関節症と骨粗鬆症に限っても、推定の患者数は4,700万人とも発表されています。それに対してサルコペニアは、米国タフス大学のイアン・ローゼンバーグ博士が1989年に提唱した用語で、加齢による筋量と筋機能の低下を表す専門用語です（Q46参照）。これについての論文数は、年々多くなっており、英語論文だけでも2013年5月時点で1,800件に至っています。

さらに、虚弱という言葉も、介護福祉分野で用いられています。虚弱とは、加齢に伴う心身の脆弱な状態であり、複数の臓器・器官の機能低下に基づき、虚弱な状態が進行すると生活機能が低下し、やがて要介護状態に至ります。つまり、ロコモティブシンドロームとサルコペニアを予防することは、虚弱の予防としても、高齢者の介護予防としても、重要であると考えられています。

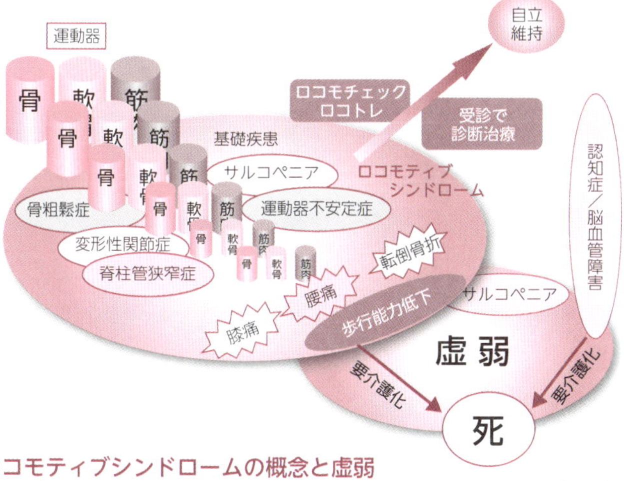

図：ロコモティブシンドロームの概念と虚弱
ロコモティブシンドロームの基礎疾患としては、骨、軟骨、筋肉由来のものが挙げられる。
ロコモティブシンドロームの基礎疾患で、かつ、虚弱悪化の主役のサルコペニアは両者の共通項として注目度が増すと予想される。

文献 2）より

Q 49

Question

極端な肥満者や高齢者にむけて、良い運動の方法はありますか？

― リスクマネジメントの視点から

Qの背景 肥満者や高齢者ほど、減量や介護予防の観点から運動を実施するメリットは大きく、実施を強く推奨されています。一方で、このような方は運動の実施にあたって、健康な人や若い人よりも事故や傷害に遭うリスクが高く、いっそうの注意が必要です。ここでは、肥満者や高齢者にとって、安全かつ効果的な運動は何か？　事故やけがを防ぐために必要な手だては何か？　について考えてみましょう

昔とったきねづか……

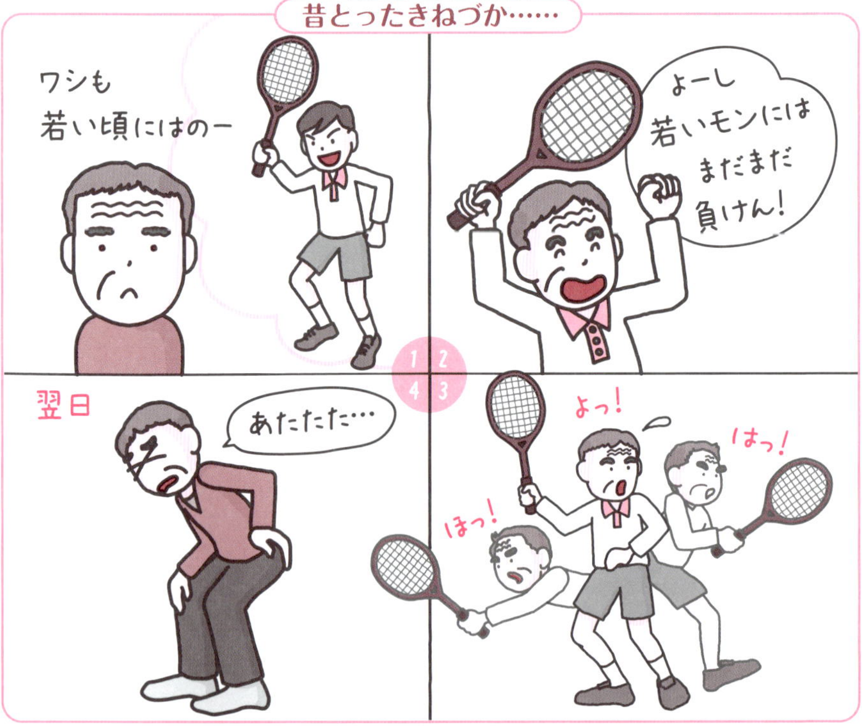
ワシも
若い頃にはの一
よーし
若いモンには
まだまだ
負けん！
よっ！
はっ！
はっ！
翌日
あたたた…

Answer 水中運動がおすすめ

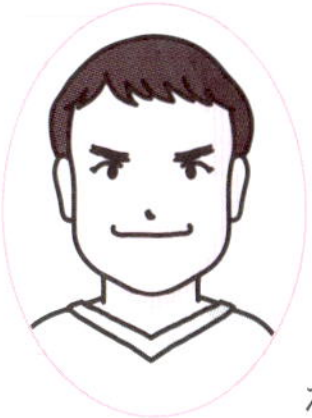

極端な肥満者や高齢者が若者と同じ運動を同じ量実施すれば、相当高い確率で足腰の痛みや傷害を訴えるでしょう。そこで、肥満や高齢者の方には歩行やジョギングでなく膝や腰に負担がかかりにくい水中歩行やアクアエクササイズが推奨されています。水の浮力が足腰への物理的負担を減らすからです。また、有酸素性運動に習慣的に取り組む前にストレッチングや軽い体操などで関節の可動域や筋の柔軟性を高めておき、また姿勢などを保持するために、無理のない程度の軽い筋力トレーニングなどを行うと良いでしょう。また、運動の前後には準備運動や整理運動などを併せて行うようにしましょう。

解説 足腰にかかる負担は体重に比例して増加していきます。したがって、肥満者ほど同じ運動を行った際の足腰にかかる力学的負担は増えていきます。歩くときは体重の3倍、走ると10倍もの衝撃が膝にかかります。とはいえ、関節の軟組織、骨、あるいは筋肉が肥満者で強いということはないので、相対的な負担も体重に依存して増えていきます。極端な肥満者の場合、運動するだけでなく食事を減らすことに取り組むことは当然として、まず食事療法により体重をある程度減らした上で運動を行ったほうが、安全といえるかもしれません。高齢者は若者よりも明らかに骨がもろく、筋肉も萎縮しているため、相対的負担が大きくなります。高齢者の場合は強度を若者より弱くする必要があります。歩くスピードもゆっくりでも効果がありますし、筋トレも補助をつけたり、簡単なものでも効果が期待できます。

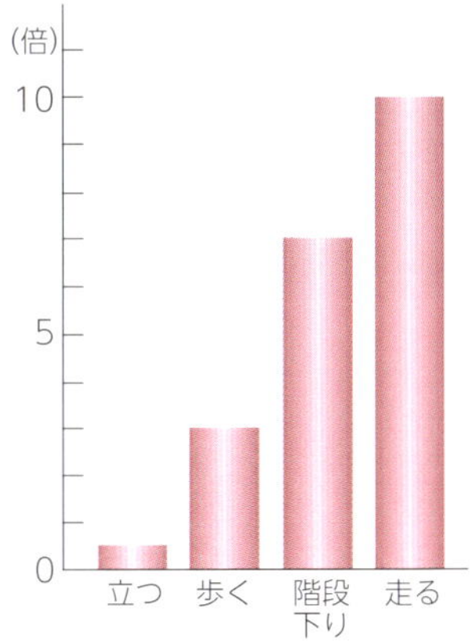

図 足腰にかかる負担

豆知識　膝・腰の痛みは要注意！

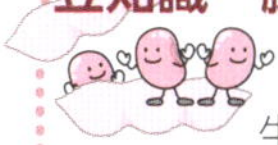

肥満者や高齢者が運動すると痛みを多く覚えるのは膝と腰です。国民生活基礎調査では、生活に支障を感じる体の不調の訴えに関して最も多いのが腰痛、2番目は手足の痛みが上げられています。運動習慣の有無にかかわらず、膝や腰は痛みを起こしやすい部位なので、肥満者や高齢者では特に注意が必要です。

Q 50

Question

生活習慣病や健康づくりのためにどの程度体を動かせば良いですか？

— わかっちゃいるけどできない人たちに向けて

Qの背景 生活習慣病の予防や健康づくりのための身体活動や運動は、現在病気でなく、体重や腹囲あるいは血糖値や血圧などに異常のない方が行う行為なので、異常のある方の場合と比較して効果指標の変化や改善が乏しく、効果を実感しにくいものです。したがって、身体活動の種類と強度、時間、頻度などで決定される量に関して明確な実施目標が求められます。ここでは、生活習慣病の発症、運動器障害や認知症といった生活機能低下の発症の予防に必要な身体活動・運動の種類と量について考えてみましょう。

+10……

+10が キーワードです
ワシらはどれくらい 運動すれば よいんじゃ

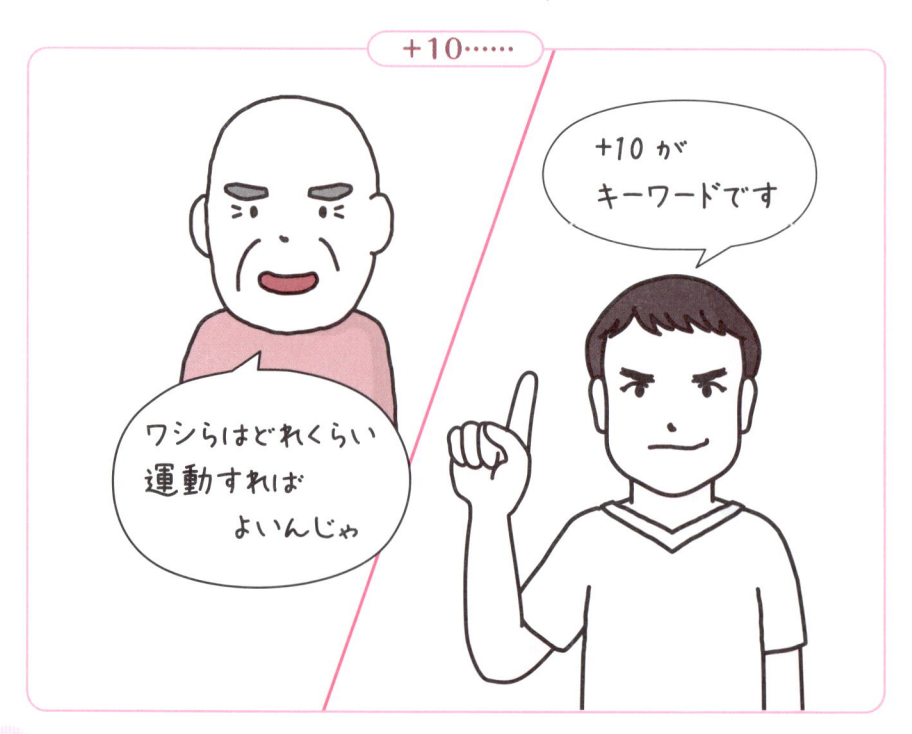

Answer 健康づくりの目標は、1日60分

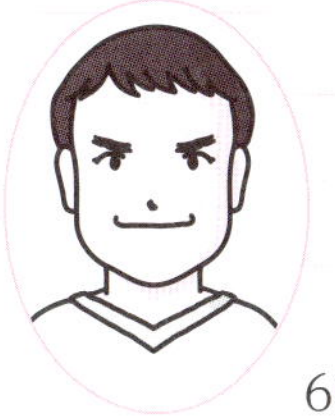

厚生労働省が2013年3月に発表した「健康づくりのための身体活動基準2013」では、生活習慣病発症と生活機能低下の予防に必要な身体活動量として、64歳までの青壮年者に対しては「歩くもしくはそれと同等以上の強さの身体活動を1日60分」と定めています。スポーツやレクリエーションだけでなく、家事や労働や通勤といった生活活動を足し合わせた時間の指標です。さらに65歳以上の高齢者に対しては、横になったままや座ったままにならなければどんな動きでも良いので、「身体活動を週40分」としました。青壮年のように比較的活発な活動だけでなく、どんな活動でも良く時間も短いというのが特徴です。また、身体活動の量は個人差が大きく基準に大きく満たない方やすでにクリアしている方などさまざまです。基準値ではありませんが、「今より10分余分に体を動かそう」という大きな方向性を示しました。

解説 これらの基準値を満たしている人は満たさない人と比較して、生活習慣病や生活機能低下のリスクが約20%低く、寿命に直すと2〜4年程度長いことが推測されます。また、今より10分余分に動くことで、3〜4%リスクが低下することが期待されます。[1)]

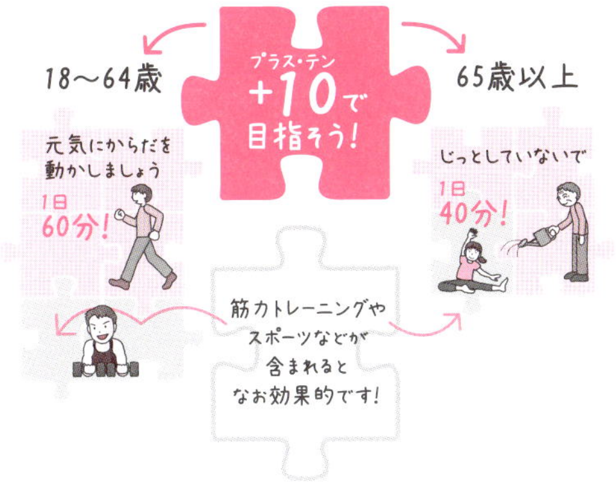

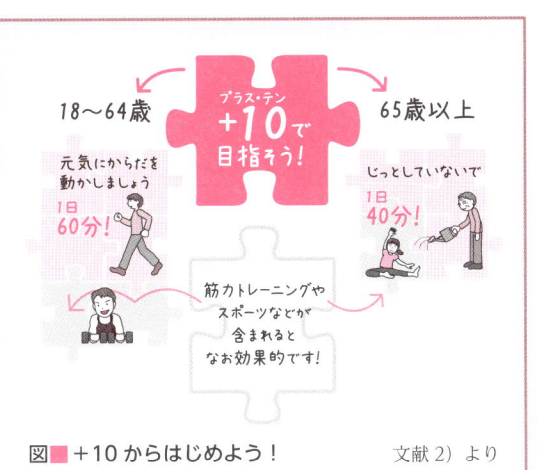

図 +10からはじめよう！　　文献2）より

豆知識　生活のなかの+10

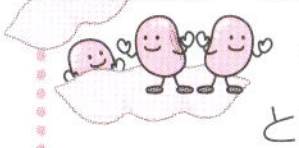

今よりたった10分余分に体を動かすという考え方を、厚労省では+10と呼び、普及を目指しています。+10はまとめて行われる必要はありません。5分2回でも、2〜 3分4回でも1分10回でも構いませんし、60分週に1回でも良いでしょう。都会で働くサラリーマンなら、行き帰りの通勤で余分に歩くとか、主婦なら子どもの送り迎えや買い物に車でなく自転車で行くなど、取り組みの方法はたくさん考えられます。あなたが+10できるのは「いつ」「どこ」ですか？

自身の生活を振り返ってみましょう。

第６章　引用・参考文献

Q43

1) Jakicic et al. Effects of intermittent exercise and use of home exercise equipment on adherence, weight loss, and fitness in overweight women : a randomized trial. JAMA, 282(16), pp.1554-1560, 1999.

Q44

1) Ikeda et al. Adult mortality attributable to preventable risk factors for non-communicable diseases and injuries in Japan : a comparative risk assessment, PLoS Med 9(1), e1001160.

Q45

1) Hirano et al. The influence of locomotive syndrome on health-related quality of life in a community-living population : Mod Rheumatol, 2012.

Q46

1) 真田ら：日本人成人男女を対象としたサルコペニア簡易評価法の開発，体力科学 , 59(3), 291-302, 2010.

Q48

1) 川中ら：筋の活動量および種類による糖輸送体濃度の変化，体力科学，43(4), 269-276, 1994.
2) 原田敦：運動器障害は虚弱における身体的脆弱性にどこまで関与しているのか，Clinical Calcium, 22：465-6, 2012.

Q50

1) 厚生労働省：健康づくりのための身体活動基準 2013, 2013.
2) 厚生労働省：健康づくりのための身体活動指針（アクティブガイド）, 2013.

付録
参考資料

■ダイエット効果を上げるための満腹中枢と摂食中枢の利用（Q06 参考資料）

よく噛んで食事の時間を長くする	満腹中枢が刺激されるまで食べることを抑えられないので、よく噛んで、満腹中枢が刺激されるまでにたくさん食べないようにする。
量の調整	摂食中枢を刺激するような食事をするときには、あらかじめ食べる量を決めておく。
食事を選ぶ	摂食中枢を過度に刺激しないために、脂肪の多い料理や食品をたくさん食べない。
我慢する	ゆっくり食べることができない料理（麺類、カレーライスなどのルーもの、丼ものなど）のときには、食べる量を決めておく。食べ終わってからも食欲が残るが、食べたものが消化・吸収され、グルコース濃度が高まり、満腹中枢が刺激されるのを我慢して待つ（我慢さえできれば、早食いでも太らないといえる）。
日本食にする	野菜や豆類などのよく噛まなくては飲み込めない料理を食べる。日本食の特徴である「交互食べ」は、よく噛まなくてはいけない野菜を使った副菜、交互に食べるので主菜だけを一気に食べることはない、満腹中枢を刺激する糖を含む主食を定期的に食べることができる、という点から、「太らない食べ方」として理にかなっていると考えられる。

■食事療法と食事時間（Q13 参考資料）

改善前			改善後		
5：30	起床	朝食の準備、家族の弁当を作りながらつまみ食い	5：30	起床	起きてすぐに牛乳（豆乳）200ml を分食 つまみぐいはなくなった
8：00	朝食 家事	パン食	8：00	朝食 家事	パン食。今までと同じ
12：00	昼食 家事	麺類	12：00	昼食 家事	麺類ではすぐにお腹がすくのでごはん食に変えた。おかずは前日の夕食に取り置きしていたもの
16：00	外出	ウォーキングをかねて買いものに行くが、お菓子を購入し間食	16：00	外出	出かける前に果物（みかん１個程度）を分食 お菓子を買うことが減った
			17：00	入浴	時間を早めた
18：00	入浴	夕食の準備をしながらつまみ食い	18：00	夕食①	おにぎり１個。先に主食のみを分食 おかずを作りながらつまむことがなくなった
21：00	夕食	ごはん食 ごはんを減らすも家族の残したおかずまで食べてしまう	21：00	夕食②	野菜中心。主食なし。メインの肉や魚料理の半分は翌日の昼食用にあらかじめ取り分けておく 先におにぎりを分食しておいたのでお腹がすかなくなり、食べる量が減った
23：00	就寝		23：00	就寝	

■これまでに認められている主な保健の効果の表示（Q17 参考資料）

表示内容	保健機能成分（関与成分）
お腹の調子を整える食品	イソマルトオリゴ糖、ガラクトオリゴ糖、キシロオリゴ糖、大豆オリゴ糖、フラクトオリゴ糖、乳果オリゴ糖、ラクチュロース、コーヒー豆マンノオリゴ糖、乳酸菌・ビフィズス菌類、難消化性デキストリン、グアガム、サイリウム種皮、小麦ふすま、ビール酵母由来の食物繊維、寒天由来の食物繊維、低分子化アルギン酸ナトリウム
血圧が高めの方に適する食品	かつお節オリゴペプチド、ラクトトリペプチド、イソロイシルチロシン、サーディンペプチド、カゼインドデカペプチド、わかめペプチド、杜仲葉配糖体（ゲニポシド酸）、γ-アミノ酸（ギャバ）、酢酸
コレステロールが高めの方に適する食品	キトサン、サイリウム種皮由来の食物繊維、リン脂質結合大豆ペプチド、植物スタノールエステル、植物ステロール、低分子化アルギン酸ナトリウム、大豆たんぱく質
血糖値が気になる方に適する食品	L-アラビノース、グァバ葉ポリフェノール、難消化性デキストリン、小麦アルブミン、豆鼓エキス
ミネラルの吸収を助ける食品	CCM（クエン酸リンゴ酸カルシウム）、CPP（カゼインホスホペプチド）、フラクトオリゴ糖、ヘム鉄
食後の血中の中性脂肪を抑える食品	ジアシルグリセロール、グロビン蛋白分解物、茶カテキン、EPA（エイコサペンタエン酸）、DHA（ドコサヘキサエン酸）
虫歯の原因になりにくい食品	マルチトール、パラチノース、茶ポリフェノール、還元パラチノース、エリスリトール
歯の健康維持に役立つ食品	カゼインホスホペプチド-非結晶リン酸カルシウム複合体、キシリトール、マルチトール、リン酸-水素カルシウム、フクロノリ抽出物（フノラン）、還元パラチノース、第二リン酸カルシウム
体脂肪がつきにくい食品	ジアシルグリセロール、ジアシルグリセロール植物性ステロール（β-シトステロール）
骨の健康が気になる方に適する食品	大豆イソフラボン、MBP（乳塩基性タンパク質）、ビタミンK

※こちらに表示してあるものと同じ保健機能成分（関与成分）を含んでいる食品でも、配合の割合や他の成分との相互作用などの関係もあるため、トクホと全く同じ働きをするわけではありません。

■サプリメントの利用を判断する条件と具体的な例（Q19 参考資料）

条　件	具体的な例
身体活動量が多くなり、食事からとりきれない場合	身体活動量が多くなるに伴いエネルギー・栄養素の必要量が多くなると、食事量が増加し食べることができる量以上になることがある。
消化・吸収の時間が短い場合	消化・吸収する時間が短くなり、食事をすべて食べることができなかったり、エネルギーや栄養素の必要量を摂取することができなかったりすることがある。
食事に偏りがある場合	好き嫌い、食物アレルギー、合宿・遠征などで食環境が悪いときなどがある。
食事の制限により摂取量が少なくなる場合	減量、疾病のときなどがある。
食欲がない場合	緊張しているとき、疲労しているときなどがある。
胃腸が弱っていて消化・吸収の能力が低下している場合	胃腸の状態が悪いときである。
特定の栄養素を摂取しなくてはいけない場合	増量、トレーニングの状況によって負荷しなくてはならない栄養素があるときなどがある。

■メッツ表（Q37 参考資料）

メッツ	日常活動	レクリエーション	運動・スポーツ
① 1.0	いすに座る		
1.5	デスクワーク、入浴、会議	音楽を聞く	
② 2.0	服を着る・脱ぐ、立食、身支度		
2.3	食品買い出し、アイロンかけ		
2.5	テーブルセッティング、ベビーカーをおす	バードウォッチング、ダーツ	ストレッチ、ヨガ、キャッチボール
2.8	ペットの散歩（ゆっくり）		
③ 3.0	洗車、窓ふき、ごみすて（ややきつい）、歩く（67m/分）、階段おりる	サーフィン、フリスビー、ボーリング、バレーボール	筋トレ
3.3	掃きそうじ、歩く（80m/分）		
3.5	そうじ機をかける、犬をシャンプー	ゴルフ（カート）	
3.8	ふろそうじ、ぞうきんがけ、歩く（93m/分）		
④ 4.0	自転車にのる、屋根の雪おろし、草むしり、マッサージ、介護	川岸を歩くつり、子どもと遊ぶ、ガーデニング、卓球	太極拳、水中歩行、アクアビクス
4.5	11.3kg以下の物をきびきび運ぶ	バドミントン、ゴルフ（歩き）	
4.8			バレエ、ジャズダンス
⑤ 5.0		シュノーケリング、ドッジボール	
⑥ 6.0		バスケットボール、海水浴	ボクシング（サンドバック）
6.5			エアロビクス
⑦ 7.0		ジョギング、サッカー、テニス、山登り、アイススケート、スキー	エアロバイク、スイミング
⑧ 8.0	雪上を歩く	ビーチバレー、ラクロス、岩または山登り	水中ジョギング、ランニング（8.0km/時）、シンクロナイズドスイミング
⑨ 9.0		オリエンテーリング	ボクシング（スパークリング）
⑩ 10.0			空手、柔道、キックボクシング、テコンドー、水球
⑪ 11.0			
⑫ 12.0		スキューバダイビング、素もぐり、スカッシュ	ボクシング（リング上）

■自宅やオフィスでできる簡単エクササイズ《ストレッチ編》(Q41 参考資料)

①背中・首のストレッチ（僧帽筋・菱形筋）

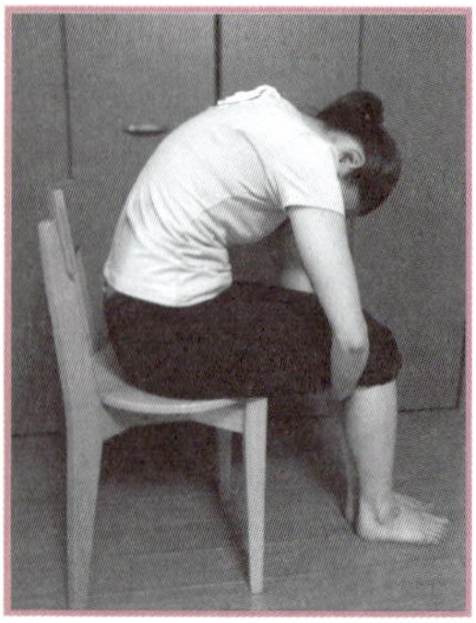

- いすに浅く腰かけ、腿の裏に手をかけ、背中を丸め、顎を引きます。
- 背中と手で引っ張り合うようにして肩甲骨を広げ、背中のストレッチをします。

②足の付け根・腿前のストレッチ（腸腰筋）

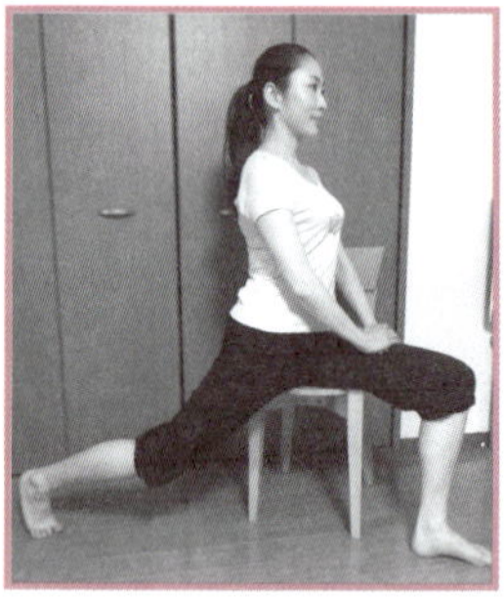

- いすに横向きに座り、足を前後に開きます（後ろの足はつま先をついても、足の甲をついてもかまいません）。
- 上半身を垂直に起こし、キープします。
- 反対側も行います。

③腿裏のストレッチ（ハムストリングス・大臀筋）

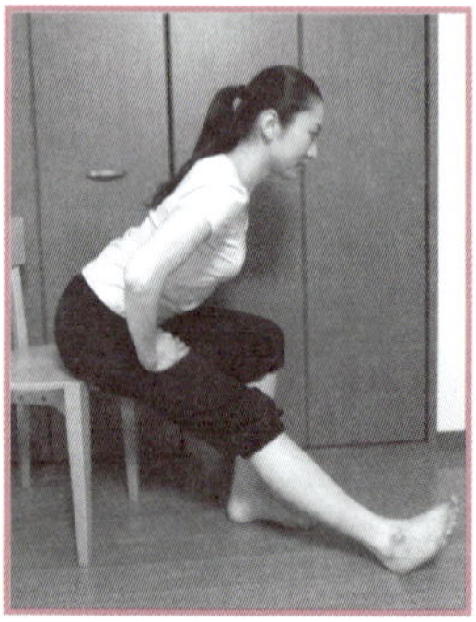

- いすに浅く腰かけ、片足を前に伸ばします。
- 背筋を伸ばしたまま、ゆっくりお辞儀をするように上半身を倒していきます。
- 物足りない方は、足首を曲げ、つま先を天井に向けて行います。
- 反対側も行います。

※ストレッチは、1つのポーズを20〜30秒行うと効果的です。
呼吸も自然に行います。

索　引

は

ま

や

ら

英数

おわりに

本書に出てくる質問は、最近、トピックとして耳にする事柄や純粋に疑問に思うことを中心に取り上げています。本書を活用する際の注意点として肝心なことは、こうした質問をする対象者は、自分の身体に対する貢献やメリットなどを回答として聞きたいのであって、「多くの人がそうである」という疫学的なエビデンスを知りたいと思っているわけではないということです。疫学的なエビデンスが自分に当てはまるのかどうかが知りたいのです。このことを踏まえ、対象者にグッとくる説明ができるかどうかはこの本を読んでくださった皆さんのスキル次第です。スキルを高めるためには、観察力と経験が必要となります。観察によって得られたさまざまな事柄を関連づけて考える能力も必要です。

また、ここで取り上げられている以外の質問や疑問が生じたときには、生化学や生理学の本を開いてみてください。回答を導く上での最大のエビデンスが、生化学や生理学だからです。基本となる知識の上に、疫学や実験によって得られた研究結果が成り立っています。生化学や生理学の知識が不足していたり偏っていたりすると、研究結果の理解、応用、活用ができません。本書から、回答を導くために生化学や生理学の知識の大切さを感じていただき、説得力のある指導を進めてほしいと思います。

人の身体は教科書通りに当てはめることはできません。教科書に書かれていることしか身体に起きないのであれば、専門家は必要ないのです。私たちは、対象者の身体の特性に合った指導をすることが求められています。短時間で効果的な指導をするために、そして、「この仕事でよかった。私は指導が好きだ！」と声高々に言えるように、日々精進を重ね、健康の維持・増進に貢献していきましょう。

2013年6月

編著者　鈴木志保子

《編著者・執筆者紹介》

■編著者

鈴木志保子（すずき・しほこ）：Q2～7、10、19
神奈川県立保健福祉大学保健福祉学部栄養学科　教授

宮地　元彦（みやち・もとひこ）：Q26～28、30～32、36、47、49、50
国立健康・栄養研究所健康増進研究部　部長

■執筆者（執筆順）

五味　郁子（ごみ・いくこ）：Q1、8、9、16、18、23～25
神奈川県立保健福祉大学保健福祉学部栄養学科　講師

柴崎千絵里（しばさき・ちえり）：Q11～15、17、20～22
東京女子医科大学病院栄養管理部／日本糖尿病療養指導士・病態栄養専門師

三船　智美（みふね・ともみ）：Q29、34、35、37、41、42、48
健康運動指導士／美ボディメイクアドバイザー

真田　樹義（さなだ・きよし）：Q33、38～40、43～46
立命館大学スポーツ健康科学部スポーツ健康科学科　教授

Q&Aでわかる食事《しょくじ》・運動《うんどう》指導《しどう》のエビデンス 50

2013年7月25日　初　版　発　行
2022年4月20日　初版第7刷発行

編著者　鈴木志保子・宮地元彦
発行者　荘村明彦
発行所　中央法規出版 株式会社
〒110 - 0016　東京都台東区台東 3 - 29 - 1 中央法規ビル
TEL 03 - 6387 - 3196
https://www.chuohoki.co.jp/

制　　作　株式会社 書肆アマネ
装幀・イラスト　はせまみ
印刷・製本　新津印刷 株式会社

定価はカバーに表示してあります。

ISBN978-4-8058-3864-8

本書の内容に関するご質問については、下記URLから「お問い合わせフォーム」にご入力いただきますようお願いいたします。
https://www.chuohoki.co.jp/contact/

落丁本・乱丁本はお取り替えいたします。